Kohlhammer

Cordula Neuhaus

ADHS bei Kindern, Jugendlichen und Erwachsenen

Symptome, Ursachen, Diagnose und Behandlung

2., aktualisierte Auflage

Verlag W. Kohlhammer

Dieses Werk einschließlich aller seiner Teile ist urheberrechtlich geschützt. Jede Verwendung außerhalb der engen Grenzen des Urheberrechts ist ohne Zustimmung des Verlags unzulässig und strafbar. Das gilt insbesondere für Vervielfältigungen, Übersetzungen, Mikroverfilmungen und für die Einspeicherung und Verarbeitung in elektronischen Systemen.

Die Wiedergabe von Warenbezeichnungen, Handelsnamen oder sonstigen Kennzeichen in diesem Buch berechtigt nicht zu der Annahme, dass diese von jedermann frei benutzt werden dürfen. Vielmehr kann es sich auch dann um eingetragene Warenzeichen oder sonstige gesetzlich geschützte Kennzeichen handeln, wenn sie nicht eigens als solche gekennzeichnet sind.

2., aktualisierte Auflage 2009

Alle Rechte vorbehalten
© 2007/2009 W. Kohlhammer GmbH Stuttgart
Gesamtherstellung:
W. Kohlhammer Druckerei GmbH + Co. KG, Stuttgart
Printed in Germany

ISBN 978-3-17-020807-0

Inhalt

Vorwort 7
1 Einleitung 11
2 An wen richtet sich dieser Ratgeber? 21
3 Der lange Weg zur Diagnosestellung 23
4 Was ist ADHS? 28
5 Was ist Aufmerksamkeit? 43
6 Was funktioniert anders bei ADHS? 46
7 Die leider etwas »andere« Entwicklung im Lebensverlauf ... 59
8 Was ist ADHS nicht? 89
9 ADHS und weitere Störungen 91
10 Wogegen ist »Vorbeugung« möglich? 108
11 Wie und durch wen wird die Diagnose gestellt? 112
12 Und dann? Aufklärung und Erklärung! 137
13 Möglichkeiten der Selbsthilfe 139
15 Die medikamentöse Therapie 166
16 Alternative Medizin und Homöopathie 174
17 Wer trägt die Kosten der Behandlung? 175
18 Weiterführende Informationen 177

Vorwort

Frei nach dem Philosophen Schopenhauer wurde die inzwischen gut belegbare Wahrheit lange nur belächelt, dass es tatsächlich viele Menschen geben soll, die von ADHS (der Aufmerksamkeitsdefizit-/Hyperaktivitätsstörung) betroffen sind.
Derzeit wird diese Tatsache jedoch teilweise regelrecht bekämpft durch eine große Gruppe von Laien und leider aber auch Fachleuten aus den unterschiedlichsten Bereichen der Pädagogik, der Psychologie und z.T. sogar der Medizin – trotz aller in der einschlägigen Literatur dargestellten aktuellen Erkenntnisse der Forschung, die diesen Wahrnehmungs- und Reaktionsstil immer besser erklärbar und behandelbar macht.
Angesichts der nun bereits über 40-jährigen positiven Erfahrung von Patienten und Therapeuten mit der Wirksamkeit der medikamentösen Therapie (so sie nach sorgfältiger Diagnose, guter Aufklärung und mit spezifischen Begleitmaßnahmen eingesetzt wird) wäre es zu wünschen, wenn ADHS und der Nutzen einer effektiven Therapie allgemein akzeptiert wird.
Schlichte Unkenntnis, Abwehr, Ignoranz und Bagatellisierung der typischen ADHS-Symptomatik oder der nach wie vor übliche Versuch, die auftretenden Schwierigkeiten durch vorgeburtliche physische oder psychische Probleme, Misshandlungen, Bindungs- und Beziehungsstörungen, Traumatisierungen, Vernachlässigungen oder die unterschiedlichsten »Elternfehler« erklären zu wollen, bringen für Betroffene und ihre Familien nichts als Unsicherheit, Irritation, Angst, Wut, Verzweiflung und sich vergrößerndes Leid – und verursachen oft hohe Kosten für die Allgemeinheit.

> »Die Erzieherin im Kindergarten sagte, dass es mit mir keine Schwierigkeiten gegeben habe, solange alles so gelaufen sei, wie ich es mir vorgestellt hatte. Ansonsten hätte ich dann urplötzlich ganz schön sauer und wütend sein können. Eigentlich sei ich lieb und nett gewesen, mit vielen Streichen im Kopf, nicht böse gemeint. Wie meine

> Nichte sei ich noch lange ein richtiges Spielkind gewesen – daran kann ich mich aber nicht mehr so richtig erinnern, sehr genau aber an die ›Einschulung‹.
> Ich habe nie verstanden, wieso ich jetzt auf einmal statt in den schönen Kindergarten in diese blöde Schule gehen sollte.
> Schule war schrecklich, laut, langweilig. Ich hatte keine Lust zu Lernen, für was auch? Stundenlang saß ich an den Hausaufgaben und schaute auf den Kirchturm, der vor meinem Fenster stand.
> Meine Eltern schimpften, straften mit Hausarrest, aber es wurde nicht besser. Die Noten wurden in der Grundschule so schlecht, dass in der dritten Klasse überlegt wurde, ob ich in die Sonderschule gehen soll.
> (Eine 36-jährige, die sich in einem Buch über Erwachsene mit ADHS wiedererkannte)

Skeptisch bezüglich eines neuerlichen Hilfsangebots berichtete diese Patientin, dass sie schon mehrere für sie in keiner Form hilfreiche Psychotherapien absolviert habe. Sie sei nicht ernst genommen worden mit ihrem Hauptproblem, sich nichts länger merken zu können. Und diese für sie sehr beeinträchtigende Tatsache sei im Beruf als Diätassistentin nach ihrem Schulabschluss auf dem zweiten Bildungsweg von Nachteil. Sie müsse ständig nachlesen und wiederholen. Sie überlege immer wieder, wie man ein Wort schreibe oder was ein Verkehrszeichen wirklich bedeute. Beim Lesen falle ihr plötzlich etwas anderes ein – und sie müsse von vorn beginnen. Sie habe schon abklären lassen, ob sie an einem frühen Stadium von Alzheimer-Demenz erkrankt sei. Es sei aber nichts gefunden worden. Und überraschend für sie sei, dass sie sich immer gut konzentrieren könne, wenn sie etwas begeistere. Das verstehe sie gar nicht, ihr Umfeld auch nicht. Es wirke oft so, als wolle sie nicht. Sie sei so schusselig. Vor kurzem sei sie schon wieder trotz aller Anstrengung, vorsichtig und umsichtig Auto zu fahren, beim Rückwärtsfahren mit dem neuen Auto an eine kleine Mauer gestoßen.
Für ihre Schwierigkeiten schämt sich die junge Frau so, dass sie sich bei Bestätigung ihrer Verdachtsdiagnose nicht traut, dies ihrem Ehemann mitzuteilen. Und da ADHS vererbbar ist, will sie keine Kinder bekommen! Früher hat man es nicht besser gewusst – aber muss es heute noch einen solchen Verlauf geben?

Vorwort

Der jetzt 15$^{1}/_{2}$-jährige Jugendliche will selbst dringlich Hilfe, nachdem er erstmals im Alter von zehn Jahren vorgestellt wurde, als es zwischen ihm und seiner Mutter zu vielen akuten Zuspitzungen gekommen war. Bei klassischster und ausgeprägtester Symptomatik von ADHS wurde er sogar für einige Wochen in eine Pflegefamilie gegeben. Er konnte nicht stillsitzen und still sein, hatte eine katastrophale Heftführung, war sehr vergesslich und desorganisiert, hatte immer eine Ausrede und bekam Wutausbrüche.
Wegen widersprüchlichen Auffassungen im »Helfernetz« kam es jedoch trotz der sehr dramatischen Entwicklung zwischen ihm und seiner alleinerziehenden Mutter nicht zu einer zielführenden Behandlung, auch nicht zum empfohlenen Internatsbesuch oder zumindest zu einem medikamentösen Behandlungsversuch.
Im langwierigen Hin und Her der Einschätzungs- und Beratungsansätze hatte die Mutter (die selbst von ADHS in erwachsener Residualform betroffen ist) bei den heftigen Konflikten innerlich bereits einen Beziehungsabbruch zu ihrem Sohn vorgenommen.
Der Junge kam dann doch in ein Internat, aus dem er mit elf Jahren wegen massiven Alkoholgenusses nach einem halben Jahr verwiesen wurde. Über das Jugendamt wurde er in einem Heim untergebracht, da es zu Hause nicht mehr funktionierte. Aber auch dort war sehr schwierig für ihn, die nur wenigen, freiwillig einzuhaltenden Regeln zu akzeptieren. Er versuchte, seinen Alltag selbst zu gestalten, was während der heftigen pubertären Entwicklung zu vermehrter Opposition führte. Nachdem er unter anderem sein Zimmer verwüstet hatte, wurde er über sechs Wochen vollstationär in einer Kinder- und Jugendpsychiatrie mit stark beruhigenden Medikamenten behandelt.
Die Mutter hatte sich ihrerseits während des Heimaufenthalts ihres Sohnes kontraproduktiv verhalten. So wollte sie beispielsweise Vorschriften machen, wie man mit ihm umzugehen hat.
Der Junge wurde während der Heimbetreuung in einer Sonderschule für Erziehungshilfe unterrichtet, was bei seiner bekannten überdurchschnittlichen Intelligenz eine Unterforderung darstellte und die Situation zusätzlich erschwerte.
Der Vater des Jungen, selbst in der Beziehung mit einer alleinerziehenden Mutter lebend, die einen Jungen mit ADHS im gleichen Alter hat, bot sich an, den Jungen zu sich zu nehmen. Nachdem der Junge

über die Hintergründe seiner Schwierigkeiten aufgeklärt wurde, war er bereit, eine ambulante Verhaltenstherapie zu machen.
Nach Jahren schwierigster Entwicklung und Leidens ist es für den Jungen heute nicht mehr verständlich, warum er jetzt erst die benötigte Hilfe einschließlich der Medikation erhält, die ihm ermöglicht, sich zu konzentrieren und zu steuern.
Inzwischen bereitet er sich auf den Werkrealschulabschluss vor.

Es geht aber auch anders:
Die Mutter weiß gut, was ADHS ist, hat sich ebenso wie ihr Mann damit auseinander gesetzt. Die kleine Tochter ist – schon früh erkennbar – deutlich betroffen, dabei ungewöhnlich aufgeweckt, sensibel, impulsiv, kreativ. Das morgendliche Anziehritual ist durch Trödeln und Probleme beim Kämmen kompliziert – und Mama ist eben auch nur ein Mensch. Sie schimpft laut – was ihr gleich wieder leid tut mit dem Kommentar »Ich bin wieder mal furchtbar gerade, sorry, aber ich habe Dich trotzdem so lieb!«
Die 5-Jährige antwortet darauf ernst: »Mama, Du bist nicht furchtbar, aber Du zeigst mir gerade nicht, dass Du mich lieb hast!«

Bei meinen Patienten sowie den Kursteilnehmern der Weiterbildung »Elterntraining für Elterntrainer« möchte ich mich ganz besonders bedanken für ihr Vertrauen, ihre kritischen Fragen, ihre Anregungen und die Ermutigung, weiterzumachen mit dem Werben für Akzeptanz von ADHS, dranzubleiben an der Weiterentwicklung sich bewährender Hilfen im Sinne einer »Fortbildung in eigener Sache«. Ich wünsche mir, dass damit Betroffene möglichst frühzeitig realistische Chancen bekommen, kompetent mit sich und der Umgebung umgehen zu lernen, mit besserem Selbstwertgefühl ihre Nischen finden können, in denen sie dann selbstwirksam – wie es schon vielen gelang – wichtige Mitglieder der Gesellschaft werden können, statt als »Kranke« leiden zu müssen.

1 Einleitung

ADHS – ein Spiegelbild heutiger Lebensbedingungen für Kinder?

Nach wie vor wird immer wieder von Kritikern und Skeptikern (mit und ohne spezifischem ideologischen Hintergrund) behauptet, dass unzulässigerweise der Einfachheit halber unterschiedliche Verhaltensstörungen unter der Diagnose ADHS zusammengefasst würden. So seien die Auffälligkeiten wohl eher gesellschaftlich bedingt und ein Ausdruck von offensichtlich beeinträchtigten »Normalitätsvorstellungen«. Die Gesellschaft müsse sich eben ändern und schwierigen Kindern mehr Zeit und Zuwendung widmen. Das neurobiologische Erklärungsmodell des typischen »abweichenden« Verhaltens bei ADHS wird abgelehnt und die medikamentöse Behandlung als moralisch verwerflich verurteilt. Eine Journalistin fasst dies so zusammen: »Eine minimale zerebrale Dysfunktion schränkt die Steuerungsfähigkeit des Gehirns ein, und fertig ist das Störungsbild – mit oder ohne Begleiterkrankungen, mit unterschiedlichen Ausprägungsgraden, die sich auf das Lernen, Verhalten und die Gestaltung zwischenmenschlicher Beziehungen auswirken, die den Generalverdacht entkräften sollen, dass es sich bei ADHS um eine Modediagnose, Wunschkrankheit oder auch einen listig aufgefädelten Schachzug der Pharmaindustrie, Ärzteschaft und Psychologenzunft handelt, über die Erfindung neuer Krankheiten Kundenbindung zu betreiben« (Psychologie Heute 12/05).
Angesichts der Tatsache, dass bereits im Oktober 2002 am Bundesministerium für Gesundheit und Soziale Sicherung in einer interdisziplinären Konsensuskonferenz zur Verbesserung der Versorgung von Kinder, Jugendlichen und Erwachsenen mit der Aufmerksamkeitsdefizit-/Hyperaktivitätsstörung (ADHS) zwölf Eckpunkte formuliert wurden und im August 2005 die Kurzfassung der Stellungnahme der Bundesärztekammer (der Vorstand) zu ADHS veröffentlicht wurde (nachfol-

gend im November 2005 ein Fragen-Antworten-Katalog ebenda)[1] wirkt eine solche Aussage doch verwunderlich.

Tatsächlich gibt es zu ADHS viele Publikationen und »Meinungen«, schon 2002 zählte ein anderer Journalist ADHS zu den »erfundenen Krankheiten«.

Die Schilderungen der Symptomatik im Kindes- und Jugendalter sind jedoch seit »Urzeiten« dieselben: Bereits 250 v. Chr. klagt eine Mutter in einer Ode von Herondas über einen Jungen, der ihr den letzten Nerv raubt, nicht richtig lesen kann, die Tafel mehr verkratzt, als schön darauf zu schreiben, keine Hausaufgaben macht, mühsam Gelerntes schnell wieder vergisst, überall herumturnt, ständig irgendwelchen Blödsinn macht und »falsche« Freunde hat!

Später erkannte man solche Kinder im Zappelphilipp von Heinrich Hoffmann (1844) oder im Michel von Lönneberga von Astrid Lindgren mit seinen vielen impulsiven und kreativen Ideen wieder.

Die **motorische Unruhe** galt bei der Störung, die man heute ADHS nennt, über viele Jahre bei jüngeren männlichen Kindern als Hauptsymptom. Man bezeichnete sie als zu lebhaft, zu nervös oder später als »hyperaktiv«.

1902 beschrieb der englische Kinderarzt George Still nach systematischen Beobachtungen ergänzend eine **abnorme Unfähigkeit, die Aufmerksamkeit aufrecht zu erhalten.** Er beobachtete auch, dass diese Kinder immer eine **sofortige Befriedigung der eigenen Bedürfnisse** brauchen. Nach seiner Meinung litten diese Kinder an einem »Defekt der moralischen Kontrolle«. Er beobachtete dies auch bei Kindern, bei denen man nun aber nicht die Erziehung dafür verantwortlich machen konnte.

Verwirrende Begrifflichkeit im Laufe der Zeit

Solche Kinder wurden bereits im Jahrhundert davor beschrieben, und es wurde gerätselt, ob sie unter einer gestörten Reaktion des Gehirns auf einwirkende Reize litten oder nur schwer erziehbar seien. Später nannte man sie oft neurotisch.

---

1 www.bundesärztekammer.de/30/Richtlinien/empfidx/ADHSkurz/ADHSFAQ.pdf

Einleitung

Es wurde überlegt, ob eine minimale Hirnschädigung vorliege, woraus sich dann der Begriff der **minimalen zerebralen Dysfunktion** entwickelte. Damit wurden in den 1950er- und 1960er-Jahren durchschnittlich begabte bis hochintelligente Kinder mit Lern- und Verhaltensstörungen beschrieben, bei denen Beeinträchtigungen in unterschiedlicher Ausprägungsform und Kombination der Wahrnehmung, des Gedächtnisses, zum Teil der Sprache, der Kontrolle von Aufmerksamkeit, Impulsivität und der Motorik beobachtet werden konnten.

Später wurde daraus ein **frühkindlich exogenes Psychosyndrom**. In der Schweiz gibt es heute noch die Bezeichnung **POS** (psychoorganisches Syndrom).

Um das auffällige Verhalten der Kinder vor allem auch bezüglich einer Veränderung unter Behandlungsbedingungen standardisiert bewerten zu können, wurden Ende der 1960er-Jahre spezielle Fragebögen entwickelt und das Konzept der **Hyperaktivität** in der Literatur beschrieben.

Hauptsymptom motorische Unruhe?

Ab den 1970er-Jahren wurde jedoch zunehmend in der inzwischen riesigen und immer interessanter werdenden internationalen Forschungsszene erkannt und belegt, dass bei der Störung, die aktuell als **Aufmerksamkeitsdefizit-/Hyperaktivitätsstörung** bezeichnet wird, die motorische Unruhe nur ein Aspekt ist. Sie verliert sich meist schon zu Beginn oder gegen Ende der Pubertät.

Gravierender erschienen die Defizite, die Aufmerksamkeit willentlich und situationsgerecht sofort aktivieren und aufrecht erhalten zu können sowie impulsive Reaktionen kontrollieren zu können, die vor allem in den letzten 15 Jahren differenziert untersucht wurden.

In den 1980er-Jahren wurden als Ursache der ADHS-Symptomatik vor allem Allergien speziell auf Zusatzstoffe in Nahrungsmitteln wie z.B. Salizylat oder Phosphat, aber auch Farbstoffe und Konservierungsmittel diskutiert. Aber weder dies noch der Verdacht auf die verminderte Zufuhr essenzieller Nahrungsbestandteile, wie z.B. ein Vitamin- oder Mineralstoffmangel, oder eine gestörte Darmflora konnten als Ursache der ADHS wissenschaftlich bewiesen werden. Allerdings hält sich das Thema Ernährung bis heute, da bei einzelnen Kindern, Jugendlichen und Erwachsenen z.B. durch spezifische Auslassdiäten, Sanierung des

Darms bei Pilzbefall oder auch durch Gabe von bestimmten Vitaminen und Mineralstoffen Verhaltensverbesserungen zumindest vorübergehend beobachtbar wurden.
Anhand der Ergebnisse erster Forschungen liegt die Vermutung nahe, dass bio-psycho-soziale Faktoren für das Entstehen von ADHS verantwortlich sein könnten.
Ab den 1990er-Jahren wurde eine neurobiologische Abweichung im Belohnungs- und Motivationssystem im Gehirn sowie die eingeschränkte Entwicklung der Stirnhirnfunktionen als zusätzlich zentral bedeutend angenommen. Volumenunterschiede wurden entdeckt, die genetische Verursachung als sehr wahrscheinlich vermutet (inzwischen immer besser belegt).
Über moderne Methoden (z. B. Video, Vergleich mittels Fragebögen und Anamnesen, elektrophysiologische und bildgebende Verfahren) existiert heute ein doch recht präzises Bild der Störung:
Die konstitutionell bedingte Neurodynamik bei ADHS führt zu einer spezifischen Regulierungsdynamik mit unmittelbaren funktionellen Auswirkungen und somit zu einem Wahrnehmungs- und Reaktionsstil, der Betroffene von Gleichaltrigen unterscheidet. Wie die internationale seriöse wissenschaftliche Forschung immer besser belegt, besteht bei ADHS eben nicht nur eine Aufmerksamkeitsstörung in Form von Ablenkbarkeit und zu geringer Ausdauer bei Konzentrationsmangel, sondern beinhaltet vor allem, dass die Aufmerksamkeit nur bei subjektiv positiver emotionaler Vorbewertung einer Sache oder einer Person aktiviert werden kann. Angesichts einer schwierigen oder subjektiv als langweilig empfundenen Aufgabenstellung erfolgt schlagartiges »Ermüden«.
Beeinträchtigt ist beispielsweise auch die Fähigkeit, sich adäquat schnell von einer Situation auf eine andere umstellen zu können, wenn die Aufmerksamkeit des Kindes bereits auf eine Sache oder Person gerichtet ist. Betroffene können nach Unterbrechung oft nicht zurück zur Aufgabe finden, schauen im Zusammenhang mit ihrer ebenso typischen Impulskontrollstörung oft nicht richtig hin und erfassen Gelesenes oft nicht sofort vollständig (sinnerfassend und bedeutungsstiftend).
Bedingt durch eine mittlerweile belegbare Dysregulation des Hirnstoffwechsels im Stirnhirn, aber auch durch einige strukturelle Unterschiede im Vergleich zu Nicht-Betroffenen muss erkannt werden, dass Kinder, Jugendliche und Erwachsene mit ADHS offensichtlich ihre neuronalen Netzwerke »anders« nutzen. So reift eine »automatische Servo-Verhal-

tenskontrolle« nicht heran, die Kurzzeitspeicherkapazität bleibt zu klein bezüglich des Aufnehmens und des Integrierenkönnens von Information innerhalb des Speichers über die Zeit.

Hypothesen und Theorien

Verhaltensforscher überlegten lange, ob nicht eben doch mangelnde Einübung von Regeln in der Erziehung oder zu wenig Gleichmäßigkeit im Alltag die Ursache für die typischen Verhaltensmuster sein könnten. Inzwischen behaupten manche »Kritiker« immer deutlicher, dass alles, was ein Mensch tue, für ihn Sinn mache, da er es sonst nicht täte – unter der orthodox-psychoanalytischen Annahme, dass auffällige Kinder mit ADHS-Symptomen raffinierte Mechanismen entwickelten, um ihre »nicht verarbeiteten (negativen) Erfahrungen loszuwerden« – d.h. alle Schwierigkeiten sind, so die Grundannahme und -behauptung, reaktiv entstanden.
Einzelne Neurowissenschaftler versuchen jedoch ihre Erkenntnisse über das Zusammenspiel von Anlage, Umwelt und dem sich entwickelnden Gehirn (speziell bezüglich dessen Plastizität) im Sinne der psychodynamischen Sicht gegen die vielfältigen gut belegten Befunde zu ADHS zusammenzutragen.
Eine nicht unerhebliche Zahl psychoanalytisch denkender/handelnder Fachleute vermuten bis heute, dass Kinder deshalb »hyperaktiv« reagieren, weil sie entweder unbewusst schon vor der Geburt abgelehnt worden seien oder Bindungsstörungen entwickeln zu ihrerseits traumatisierten, bindungsunsicheren Müttern, die selbst Schwierigkeiten mit der Stressregulation haben. Entsprechend erlebten diese Mütter beispielsweise ein schreiendes Baby vor allem als Stress und könnten nicht angemessen fürsorglich reagieren. Dies könnte schon den Boden für entstehende Gewalt gegenüber dem Kind bereiten. Verbunden damit ist die Forderung, das Kind möglichst schon früh im Leben psychoanalytisch zu behandeln.
Der Begriff Trauma wird derzeit leider sehr schnell benutzt. Dabei zeigen Beobachtungen und Untersuchungen, dass selbst bei katastrophalen Ereignissen (wie zum Beispiel dem Einsturz des World Trade Centers am 11.09.2001) etwa acht bis neun von zehn Personen damit zurecht kommen, ohne eine Störung entwickelt zu haben.

Viele Sozialmediziner, Sozialpädagogen, Sonderpädagogen hinterfragen einen »biologistisch inspirierten Normalitätsbegriff«, was bedeutet, dass sie sich dagegen wehren, dass Kinder mit chemischer Korrektur ihrer scheinbar unzureichenden Steuerungsmechanismen im Gehirn zu erwünschten »normalen« Verhaltensweisen gebracht werden sollen.

Literaturempfehlung:
Einen hervorragenden aktuellen Überblick über diese Argumentation gibt kritisch Rupert Filgis 2006 in seinem Artikel »Betrachtungen zu einer Buchrezession in der Zeit« oder »ADHS im Sommerloch« in »die Akzente«, Nr. 73, 2006, S. 33–40, siehe auch: http://www.zeit.de/2006/33/st-unruhige-Kinder.

In der systemischen Theorie geht man davon aus, dass das Kind seine Realität und Umwelt selbst gestaltet und mit seinen Möglichkeiten des Verhaltens reagiert – mit der Einschätzung, dass das typische Verhalten eines Kindes mit ADHS Ausdruck einer sinnvollen Selbstorganisation des Bewusstseins sein könne und als Ausdruck der Selbstbestimmung des Betroffenen verstanden werden müsse.

Entsprechend wird für die frühe Bildung hierzulande gefordert, auf kindliche Neugier und natürliche Lernbereitschaft zu vertrauen mit der Forderung, dass Erwachsene ihnen vor allem helfen müssten, aktive Erforscher ihrer Lernumwelt zu werden. Bei diesem Vorgehen besteht die Vorstellung eines freien, unabhängig selbstmotivierten Kindes, das eigenständig Wissen erwerben will und kann – Leitbild sogar in der sonderpädagogischen Praxis!

Die Kinder mit Lernstörungen (oft in Verbindung mit ADHS) profitieren belegbar nicht von diesen kindzentrierten freien Ansätzen, erfahren auch keine Unterstützung durch »indirekte« Ansätze wie sensorische Integration, Psychomotorik, Kunst- oder Musiktherapie bei ihren ganz konkreten Schwierigkeiten, sich Grundfertigkeiten des Lesens, Schreibens, Rechnens aneignen zu müssen.

Literaturempfehlung:
Grünke, M.: Zur Effektivität von Fördermethoden bei Kindern und Jugendlichen mit Lernstörungen. Eine Synopse vorliegender Metaanalysen, in: Kindheit und Entwicklung, 15(4), S. 239–254, Hogrefe, 2006.

Einleitung

Einige kritische Worte

Es ging in den vorigen Abschnitten nicht um eine generelle Infragestellung oder gar Abwertung der Psychoanalyse und deren Denkmodelle und Behandlungsansätze an sich. Dasselbe gilt auch für die klassische systemische Familientherapie.
In jüngster Zeit wird jedoch nicht nur über Literatur und Vorträge vermehrt ADHS als eigenständiges Störungsbild mit neurobiologischem Verursachungshintergrund abgelehnt von offensichtlich regelrecht »konfessionell« anmutenden Fachleuten in der »kritischen Medizin«, Psychoanalyse und Systemtheorie mit einem heftigen Überschwappen in die Pädagogik und Sonderpädagogik. Alarmierend ist vielmehr, dass auch in den Ausbildungen der Sozialpädagogen, Sozialarbeiter und Heilpädagogen entweder völlig veraltetes oder sehr merkwürdiges »Wissen« vermittelt wird.
Im sogenannten »multiperspektivisch-sozialpädagogischen Fallverstehen« geht man konkret so weit, dass es zwar eine medizinische und eine psychologische Diagnose geben mag (in der z. B. ein Störungsbild beschrieben wird, der kognitive und emotionale Entwicklungsstand), diese aber durch eine »systemische Netzwerkdiagnose«, der Struktur und der Dynamik der Familie und deren sozialer Einbindung zu erweitern sei.
Pädagogisch müsse man die Funktionsbereiche der Motorik, der Wahrnehmung, des Gedächtnisses und des Verhaltens einschätzen, ob z. B. Förderung nötig ist.
Und schließlich wird »abrundend« die sozialpädagogische Diagnose gemacht mit Einschätzung der sozialen Intelligenz, des Sozialverhaltens, der Rollenzuschreibung, des Selbstwertes, der Strategien zur Lebensbewältigung, der Ressourcen.
Und dabei wird dann ganz klassisch heruminterpretiert über Frühverwahrlosung, psychosoziale Regulationsstörungen und Bindungsunsicherheiten.
Im Team müsse dann vorbesprochen werden, wie z. B. eine »Selbstüberforderung« einer Mutter abgebaut werden könnte, Beziehungen und Erziehungskompetenzen »geklärt« werden könnten.
Spieltherapie zur Klärung von Geschwisterkonflikten wird dann selbstverständlich, nicht aber gezielte Hilfe z. B. bei den Hausaufgaben durch eine »sozialpädagogische Familienhilfe« oder die Suche nach einer geeigneten Schule.

Bei solchen Ansätzen, die beispielsweise Mitarbeiter des Jugendamtes in ihrer Sichtweise vornehmen, reflektiert das Team dann, ob es eine Familie über- oder unterfordert, welche Rahmenbedingungen nötig seien, damit Veränderungen zugelassen werden können, welche Strukturen hinderlich oder förderlich in dieser Arbeit sind – und welche Fördermethoden von hyperaktiven Kindern in der Einrichtung des Teams erwünscht, akzeptiert, abgelehnt oder tabuisiert sind.

Es geht hier nicht darum, engagierte Mitarbeiter im Helfernetz schlecht zu machen, aber ein solches Vorgehen ist gerade bei ADHS und Begleitstörungen wenig bis nicht hilfreich, oft sogar verschlechternd, dauert lang und kostet viel.

Je mehr Fachleute sich den belegbaren, evidenzbasierten Möglichkeiten verschließen, Betroffenen mit ADHS wirkungsvoll zu helfen, desto bunter wird das Angebot an unterschiedlichsten »Helfern«, selbsternannten Coachs, angeblich hilfreichen »Kügelchen« und Nahrungsmittelergänzungen.

Leider wird von vielen Therapeuten, die psychoanalytisch oder tiefenpsychologisch fundiert arbeiten, behauptet, dass alle psychischen Störungen mit allen Behandlungsansätzen der Richtlinienpsychotherapie behandelbar seien. Bei ADHS ist als effektive Behandlungsmethode wissenschaftlich jedoch nur die Verhaltenstherapie belegt.

Hierbei scheint es keine Rolle zu spielen, dass es nicht wenige Kinder und Jugendliche mit Lernstörungen gibt, die (noch) nicht über eine ausreichende Fähigkeit verfügen zu planen, sich zu organisieren, strategisch vorzugehen sowie notwendige Lern- und Gedächtnisstrategien nicht hinreichend beherrschen, nicht ausreichend konzentriert sind – und die am besten lernen, wenn eine Lehrkraft gut geplant schrittweise übend und schnell konkret rückmeldend ihnen hilft, »richtig« wahrzunehmen und umzusetzen.

Mit dem Vorwurf, dass Eltern und auch Lehrer sich eine organische Verursachung in biologistischer oder reduktionistischer Sichtweise der Medizin wünschten, wird beispielsweise als eine pädagogische Kernfrage formuliert, wenn ein Kind sich nicht richtig konzentrieren kann: »Welches emotionale Beziehungsangebot muss ich anbieten, damit das Kind innerlich zur Ruhe kommen und sich auf ein Sachthema konzentrieren kann?«

Entsprechend wird kritisiert, dass man eine Teilleistungsstörung, ein Merkfähigkeitsdefizit oder Ähnliches als »monokausale Erklärung« in einer »Oberflächenstrukturdiagnostik« mit vielen Trugschlüssen in ver-

Einleitung

meintlicher Exaktheit diagnostiziert und mit einer Vermischung von Beschreibung und Erklärung Verhaltens- und Leistungsprobleme gewagt simplifizierend direkt auf Funktionsstörungen des Gehirns zurückführt. Wird mit aktuellsten Erkenntnissen aus den Neurowissenschaften auch bezüglich anderer Störungsbilder argumentiert, heißt es speziell von psychodynamisch oder systemisch denkenden Fachleuten, man habe eben eine andere Sichtweise. Es wird auch gefragt, warum man diese nicht »stehen lassen könne«. Hilfsweise wird dann auf einen »Schulenkrieg« der Psychotherapieansätze verwiesen.

Für Eltern von Kindern mit auch nur geringsten Schwierigkeiten wird es generell zunehmend problematisch, sich zu orientieren, wenn frühe Bildung und Schule an sich neu erfunden wird in systemisch-konstruktivistischer Richtung. Das bedeutet, dass man keinen Entwurf darüber vorlegen könne, wie Schüler und Lehrer miteinander lernen sollen. Es gehe darum, wie man lernen wolle. Lernen solle nicht zum Problem gemacht werden mit der Hypothese, dass das Erfinden neuer Lernwelten im Prozess des Redens und der Erarbeitung von Handlungsübereinkünften entstehe.

Konkret heißt das: Kinder sollen sehr früh selbstständig, eigenständig, selbstmotiviert entdecken, forschen, in der Freiarbeit entscheiden und positiv sich im Team und Gruppenprozess einbringen. Kinder sind aber keine zu klein geratenen Erwachsene.

Literaturhinweise:
- Will man sich mit »kritischen« Denkansätzen auseinander setzen, sei auf das Buch von Ampft, H., Gerspach, M. & Mattner, D.: Kinder mit gestörter Aufmerksamkeit, Kohlhammer, 2002, verwiesen.
- Bezüglich der Entwicklungen im Bildungssystem verwirrt Reinhard Voß (Hrsg.) »Die Schule neu erfinden«, Luchterhand, 2002 und noch mehr »Die Entwicklung der frühen Jahre. Die Initiative McKinsey bildet. Zur frühkindlichen Bildung« als Dokumentation von Reinhard Kahl, Beltz, 2006.

Literaturempfehlung:
- Eine ausgezeichnete Abhandlung ist das Buch von Rothenberger, A. & Neumärker, K.-J.: Wissenschaftsgeschichte der ADHS – Kramer – Pollnow im Spiegel der Zeit, Steinkopf, 2005, mit aktueller und sehr klarer Erörterung des ADHS im wissenschaftlichen und politischen Kontext.

- Für Fachleute und interessierte Laien ist das sorgfältig recherchierte Buch von Grawe, K.: Neuropsychotherapie, Hogrefe-Verlag, 2004, speziell zu neuronalen Grundlagen psychischer Störungen allgemein (nicht speziell für ADHS) zu empfehlen, u.a. mit dem Mahnen, sehr sorgfältig mit den Begriffen Trauma, traumatisierend, Stress etc. umzugehen.

2 An wen richtet sich dieser Ratgeber?

Dieser Ratgeber richtet sich an jeden, der sich mit dem Störungsbild ADHS in seiner Komplexität, mit und ohne zusätzlichen Problemen, auseinander setzen will einschließlich der Hilfestellungen, die sich tatsächlich in der praktischen täglichen Arbeit mit Kinder, Jugendlichen und Erwachsenen mit ADHS bewährt haben.

Typische Fragen sollen beantwortet werden, so zum Beispiel:

- Ist es wirklich so, dass Schwangerschaftsbelastungen und andere Traumata wie beispielsweise Vergiftungen Auslöser für ADHS sind?
- Wie werden ADHS-Kinder von anderen verhaltensauffälligen Kindern unterschieden?
- Welche Symptome sind typisch für eine Aufmerksamkeitsstörung ohne Hyperaktivität?
- Kann ein Kind im ersten Lebensjahr sehr ruhig und später dann unruhig sein?
- Laufen diese Kinder immer sehr früh?
- Wie sinnvoll ist die Frühdiagnostik bei Vier- bis Fünfjährigen?
- Mein Sohn (8 Jahre) hat ADHS und wird durch Gleichaltrige (Schulkameraden) ausgegrenzt, weil er »dumm« ist. Ich habe meinem Sohn erklärt, warum er anders ist. Meiner Meinung nach kann er jetzt besser mit der Ausgrenzung umgehen; er leidet aber gelegentlich doch darunter. War es falsch, meinen Sohn so früh aufzuklären?
- Wie wecke ich Verständnis bei meinen »normalen« Kindern, dass ich mich dem ADHS-Kind gegenüber anders verhalte als ihnen?
- Welche Rolle spielen die Medien?
- Gehört Aggression unbedingt zum Erscheinungsbild eines ADHS-Kindes?
- Der schwierigste Lebensabschnitt eines ADHS-Kindes ist die Pubertät (ca. 12. bis 17. Lebensjahr). Was sollten Eltern wissen und beachten?
- Was mache ich bei mehreren Problemkindern mit und ohne Hyperaktivität?

- Wie verkraften diese Kinder eine Trennung der Eltern?
- Wie gehe ich mit meinem Sohn um, der so gut wie jede Sache zuerst ablehnt? Das passiert auch bei regelmäßigen Veranstaltungen (Musikschule); es macht ihm aber dann bei der Aufführung Spaß.
- Wie kann zum Lernen motiviert werden?
- Muss ich mich damit abfinden, wenn gesagt wird, dass ein ADHS-Kind das eine oder das andere nicht kann? Dieses Etikett birgt doch auch Risiken?
- Wenn das Kind und ein oder beide Elternteile erkrankt sind, wie geht es dann weiter? Wie sieht es bei einer betroffenen Mutter oder einem alleinerziehenden Elternteil aus?
- Welchen Stellenwert haben Nährstofftherapien (Thunfischöl, Nachtkerzenöl, Vitamin E und Magnesium)?
- Was ist von der begleitenden homöopathischen Behandlung zu halten?
- Ist es sinnvoll oder gefährlich, Kindern »prophylaktisch« Zink zu verabreichen?
- Welchen Stellenwert und welche Nebenwirkungen haben Psychostimulantien?
- Wer übernimmt die Kosten für Therapien, zumal das Kind schon als Hilfe zur Erziehung nach § 27 untergebracht ist und die Finanznot in den Jugendämtern groß ist?
- Ist eine Therapie im Erwachsenenalter noch möglich? Wenn ja, wo und wie?
- Wie sieht die Therapie bei ADHS-Erwachsenen mit Depressionen und Angstzuständen aus?

3 Der lange Weg zur Diagnosestellung

International wird ADHS inzwischen als eine eigenständige psychiatrische Störung gesehen.
Da dies nun inzwischen immer detaillierter vor allem in den letzten Jahren auch bezüglich der Genetik durch die Forschung gestützt und belegt wird, ist es kaum nachvollziehbar, dass es immer noch Stimmen gibt, die behaupten, es gebe die Störung gar nicht, deren Symptomatik im Kindesalter auch bei sichtlich guter Begabung (und in diesem Fall aus einem sehr liebevollen Elternhaus stammend) immer dieselbe ist:

> **Bericht einer Lehrerin der 5. Klasse der Realschule**
> Max ist sehr leicht ablenkbar und in hohem Maß unkonzentriert. Er stört nicht bewusst, sondern ist ständig mit Dingen beschäftigt, die nicht zum Unterricht gehören und hält auch andere Schüler vom Unterricht ab, wenn er nicht alleine sitzt.
> Es fällt auf, dass er bei Sachverhalten und Aufgabenstellungen, die ihn interessieren, sehr wohl konzentriert arbeiten kann, auch über einen längeren Zeitraum.
> Wenn man ihn ermahnt hat, versucht er, sich zu beteiligen und zeigt dann durch seine Beiträge, dass er in der Lage ist, Sachverhalte schnell aufzufassen. Für einen Schüler der Klasse 5 zeigt er eine überdurchschnittliche Abstraktionsfähigkeit. Allerdings hält dieses Verhalten immer nur für kurze Zeit an (maximal eine Unterrichtsstunde).
> Er hat eine sehr schlechte Schrift und eine sehr schlampige Heftführung. Wenn er zeichnet oder malt, arbeitet er dagegen sorgfältig und sauber und erzielt überdurchschnittliche Ergebnisse.
> Max ist völlig unorganisiert, vergisst ständig Arbeitsmaterial, häufig seine Hausaufgaben und verliert alles, vom Schreibzeug bis zu Kleidungsstücken. Er vergisst Strafarbeiten und Nachsitztermine und bringt sich damit immer wieder neu in belastende Situationen.

> In der Klasse wird er zwar nicht abgelehnt, aber die anderen Kinder sind durch sein Verhalten zum Teil genervt. Deshalb findet er schlecht Kontakt zu seinen Mitschülern und ist mehr oder weniger Einzelgänger. In den Pausen zwischen den Unterrichtsstunden neigt er dazu, durch das Zimmer zu rennen, Gegenstände zu werfen usw. Offenbar hat er einen sehr großen Bewegungsdrang. Dies könnte auch erklären, weshalb er häufig im Unterricht fragt, ob er zur Toilette darf.
> Wenn man Max wegen seines Verhaltens tadelt, scheint ihn dies zu treffen, er zeigt Einsicht und hat wohl auch ernsthaft die Absicht, an sich zu arbeiten. Allerdings gelingt es ihm nicht, seine Vorsätze umzusetzen.

Eltern haben sich oft vielfältig informiert, sich an Ratschläge gehalten, finden nach Tagen ständigen Kampfes wegen Hausaufgaben, des unaufgeräumten Zimmers und/oder ständigen Geschwisterstreits abends z. B. einen solchen Zettel:

> Ich werde Euch bestimmt eine große Last abnehmen,
> wenn ich weg bin. Das schwarze Schaf würde fehlen.
> Aber ihr werdet bestimmt nur um den Verlust der Sachen trauern.
> Gezeichnet Fabian
>
> Ach so, ich gehöre ja nicht mehr zu dieser Familie –
> also das schwarze Schaf auf nimmer Wiedersehen.
> (Fabian, 10 Jahre, 2002)

Bis heute müssen Eltern von betroffenen Kindern und Jugendlichen und besonders auch Erwachsene oft sehr lange suchen, bis sie eine Anlaufstelle gefunden haben, in der sie sachliche Informationen, eine exakte und umfassende Diagnostik und zielführende Hilfestellung erhalten. Eltern solch belasteter und zum Teil vom Scheitern bedrohter Kinder müssen sich vor allem immer noch anhören, sie wollten sich vor ihrer Erziehungsverantwortlichkeit drücken.

Die Elternselbsthilfegruppen haben vielfältige Erfahrungen, wie heftig uninformiert, teilweise ideologiegeleitet und/oder antipsychiatrisch nach wie vor gegen die Medikation argumentiert wird. Wenn verunsi-

cherte Eltern sich nach langen Überlegungen doch zur Medikation entschließen, wird ihnen oft vorgehalten, dass diese Medikamente die Persönlichkeit verändern könnten, abhängig machten, schwerste Nebenwirkungen auch beim Absetzen zeigten. Ihnen wird unter Umständen auch vorgeworfen, sie wollen ihre Kinder ja nur medikamentös ruhig stellen.
Regelmäßig tauchen in der Presse nach wie vor Warnungen vor einer medikamentösen Behandlung auf. Trotz klarster Widerlegung durch die seriöse Wissenschaft heißt es zum Beispiel, dass man durch die Medikation abhängig werden könne, und/oder ein erhöhtes Risiko eingehe, später die Parkinsonsche Krankheit, die Alzheimer-Demenz oder Leberschäden zu bekommen.
Neuerdings wird auch vor Erbgutschäden und Schädigungen des Herzkreislaufsystems gewarnt.
ADHS wird noch viel zu häufig nicht erkannt, nicht anerkannt oder sogar verkannt oder durch den Grad des Gestörtseins der Umgebung definiert statt die Symptomatik anhand des Leidens der Betroffenen zu verstehen.
Insbesondere erhalten oft ältere Jugendliche und Erwachsene »andere« Diagnosen. Sie müssen bisweilen sogar um die Diagnose kämpfen, wenn sie sich in der Literatur oder im Internet bei ihren eigenen Recherchen in der Symptomatik wiedererkannt haben.

> Als ich 2003 das erste Mal von ADHS las, wusste ich sofort, dass dies die Antwort auf meine unbeantworteten Fragen, des selber Nichtverstehens und meiner langen Leidensgeschichte war.
> Ich saß vorm PC und weinte. Ich war erleichtert.
> Es gab einen Grund für all die Dinge.
> Für mein »Komischsein« bzw. »Anderssein«, für meine Langsamkeit, meine Vergesslichkeit, meine Verträumtheit und für meine Unzulänglichkeiten.
> Ich war nicht dumm. Ich war kein Versager.
> Immer wieder Misserfolge bei den Versuchen, das zu schaffen, was andere doch auch schaffen. Mir gelang es nicht oder nur mit wahnsinniger Kraftanstrengung.
> Und dabei spürte ich immer, dass ich eigentlich nicht dumm bin und irgendwie Potential in mir habe, welches ich nur meist irgendwie nicht greifen und nutzen kann.

> Erst dadurch, dass meine kleine Tochter ähnliche Probleme hatte wie ich, bin ich nachdenklich geworden und auf ADHS gestoßen.
> Der erste Arzt, mit dem ich über die Vermutung ADHS sprach, behauptete, das gäbe es bei Erwachsenen nicht. Aber ich wusste, dass er nicht Recht hatte.
> 2004 wurde dann bei meiner Tochter und mir die Diagnose gestellt. Sehr spät für mich, aber für meine Tochter hoffentlich eine Chance, dass sie es nicht ganz so schwer haben wird mit Unterstützung.
> Wir gehören zur Kategorie »Träumerchen« und das ist mit ein Grund, weshalb ich den Gedichtband (ich habe schon mit zwölf Jahren angefangen, Gedanken und Gefühle in Gedichte zu verpacken), der im Mai dieses Jahres fertig war, »In Farbe träumen« nannte (ich habe mich aber erst getraut, nachdem ich 2005 für mein Gedicht »Albatros« den Jokers-Lyrikpreis gewonnen habe). Für mich eine Doppelbedeutung, auf die ich auch auf meiner ersten Lesung im Juli hingewiesen habe.
> (Sylvie Caputo, http://www.in-farbe-traeumen.de)

Fazit: Es gibt wohl kaum ein psychiatrisches Störungsbild, mit dem so widersprüchlich umgegangen wird: Auf der einen Seite wird nach wie vor sehr kontrovers darüber diskutiert, auf der anderen Seite gibt es inzwischen einen großen »Markt« mit allen möglichen Hilfsangeboten und Erklärungsansätzen, was für Betroffene und ihre Familien, aber auch für Erzieher, Lehrer und Therapeuten äußerst verwirrend ist.

Literaturempfehlung:
- Ganz besonders intensiv hat sich Gerhild Drüe mit diesem Problem in ihrem Buch »ADHS kontrovers – betroffene Familien im Blickpunkt von Fachwelt und Öffentlichkeit«, Kohlhammer, 2006, mit diesen Aspekten auseinander gesetzt.
- In der Zeitschrift »Zickzack« der Elterninitiative AdS e.V., Ausgabe 7, Dezember 2005, finden sich viele wertvolle Informationen:
- ADHS im Erwachsenenalter – Leitlinien auf der Basis eines Expertenkonsensus mit Unterstützung der DGPPN (S. 33–40).
- Das »International Consensus Statement on ADHD« – Neuauflage für den deutschsprachigen Raum mit 186 unterzeichnenden Exper-

ten, davon 101 aus Deutschland, der Schweiz, Österreich und Luxemburg, September 2005, S. 119–126.
- ADHS erfordert maßgeschneiderte Behandlung – Symptomatik auch im Erwachsenenalter noch stark ausgeprägt, Pressemitteilung der Bundesärztekammer vom 25.10.2005, S. 127.
- Im Internet bemerkenswert ist die Einigkeit der Fachleute bezüglich der neurobiologischen genetischen Verursachung: http://www.bkjpp.de/adhs-medien.htm oder http://www.neuro24.de/hyperkind.htm.

Eltern-Selbsthilfegruppen sind mit ihren Erfahrungen wohl die wertvollste qualitätssichernde Anlaufstelle, u. a. auch hinsichtlich der Frage, wer gut diagnostizieren und behandeln kann.

Selbsthilfegruppen:
- **ADHS Deutschland i.G.**, Poschinger Str. 16; 12157 Berlin, Tel.: 0 30/85 60 59 02, Fax: 0 30/85 60 59 70, www.adhs-deutschland.de, E-Mail: info@adhs-deutschland.de
- **AdS e.V.**, Elterninitiative zur Förderung von Kindern, Jugendlichen und Erwachsenen mit Aufmerksamkeitsdefizitsyndrom mit/ohne Hyperaktivität, Postfach 1165, 73055 Ebersbach, www.ads-ev.de.
- **Juvemus**, Obergraben 25, 56567 Neuwied, Tel. 0 26 31/5 46 41, www.juvemus.de, E-Mail info@juvemus.de.
- **Österreich: ADAPT**, Püchlg. 1 a–1 d, 2.4.2, 1190 Wien, Tel: +43(0) 6 76/5 16 56 87, www.adapt.at, E-Mail: verein-adapt@yahoo.com
- **Schweiz: ELPOS**, Postfach 4003, 4003 Basel, www.elpos.ch, E-Mail estoll@dplanet.ch.

4 Was ist ADHS?

Diagnostische Kriterien

Die Aufmerksamkeitsdefizit-/Hyperaktivitätsstörung (ADHS) scheint wohl die häufigste psychiatrische Störung im Kindes- und Jugendalter zu sein. In der klinischen Forschung und in der Wissenschaft hat man sich inzwischen auch in Deutschland auf die Bezeichnung ADHS geeinigt.

Im amerikanischen Kriterienkatalog psychischer Störungen DSM-IV werden drei Subtypen beschrieben:

- der kombinierte Typus (unaufmerksam, überaktiv, impulsiv)
- der vorwiegend unaufmerksame Typus
- der vorwiegend impulsiv-überaktive Typus

ADHS gibt es bei Jugendlichen und Erwachsenen auch in teilweiser Remission, d.h., dass noch Symptome vorhanden sein können, auch wenn aktuell nicht mehr alle wie in Kindertagen erkennbar sind!

Zur Vertiefung: Diagnostische Kriterien des DSM-IV

Entweder Punkt 1. oder Punkt 2. muss zutreffen:

1. Sechs (oder mehr) der folgenden Symptome von **Unaufmerksamkeit** müssen während der letzten sechs Monate beständig in einem mit dem Entwicklungsstand des Kindes nicht zu vereinbarenden und unangemessenen Ausmaß vorhanden gewesen sein:

Unaufmerksamkeit:
- beobachtet häufig Einzelheiten nicht oder macht Flüchtigkeitsfehler bei Schularbeiten, bei der Arbeit oder bei anderen Tätigkeiten,
- hat oft Schwierigkeiten, längere Zeit die Aufmerksamkeit bei Aufgaben oder beim Spielen aufrechtzuerhalten,

- scheint oft nicht zuzuhören, wenn andere ihn/sie ansprechen,
- führt häufig Anweisungen anderer nicht vollständig durch und kann Spiele, andere Arbeiten oder Pflichten am Arbeitsplatz nicht zu Ende bringen (nicht aufgrund oppositionellen Verhaltens oder von Verständnisschwierigkeiten),
- hat häufig Schwierigkeiten, Aufgaben und Aktivitäten zu organisieren,
- vermeidet häufig, hat eine Abneigung gegen oder beschäftigt sich häufig nur widerwillig mit Aufgaben, die länger andauernde geistige Anstrengungen erfordern (wie Mitarbeit im Unterricht oder Hausaufgaben),
- verliert häufig Gegenstände, die er/sie für Aufgaben oder Aktivitäten benötigt (z. B. Spielsachen, Hausaufgabenhefte, Stifte, Bücher oder Werkzeug),
- lässt sich öfter durch äußere Reize leicht ablenken,
- ist bei Alltagstätigkeiten häufig vergesslich.

2. Sechs (oder mehr) der folgenden Symptome von **Hyperaktivität** und **Impulsivität** müssen während der letzten sechs Monate beständig in einem mit dem Entwicklungsstand des Kindes nicht zu vereinbarenden und unangemessenen Ausmaß vorhanden gewesen sein:

Hyperaktivität:
- zappelt häufig mit den Händen oder Füßen oder rutscht auf dem Stuhl herum,
- steht in der Klasse oder in anderen Situationen, in denen Sitzenbleiben erwartet wird, häufig auf,
- läuft häufig umher oder klettert exzessiv in Situationen, in denen dies unpassend ist (bei Jugendlichen oder Erwachsenen kann dies auf ein subjektives Unruhegefühl beschränkt bleiben),
- hat häufig Schwierigkeiten, ruhig zu spielen oder sich mit Freizeitaktivitäten ruhig zu beschäftigen,
- ist häufig »auf Achse« oder handelt oftmals, als wäre er/sie »getrieben«,
- redet häufig übermäßig viel.

Impulsivität:
- platzt häufig mit den Antworten heraus, bevor die Frage zu Ende gestellt ist,

- kann nur schwer warten, bis er/sie an der Reihe ist, unterbricht und stört andere häufig (platzt zum Beispiel in Gespräche oder Spiele anderer hinein).

Einige Symptome der Hyperaktivität, Impulsivität oder Unaufmerksamkeit, die Beeinträchtigungen verursachen, treten bereits vor dem Alter von sieben Jahren auf. Die Beeinträchtigungen durch diese Symptome zeigen sich in ein, zwei oder mehreren Bereichen (z. B. in der Schule bzw. am Arbeitsplatz und zu Hause).

Zur Vertiefung: Diagnostische Kriterien des ICD-10

In Europa wurde und wird z.T. noch die Definition des Kriterienkatalogs ICD-10 herangezogen, der das Störungsbild enger fasst (wodurch die Zahl der Betroffenen geringer wird). Hier wird unterschieden:

- einfache Aktivitäts- und Aufmerksamkeitsstörung
- hyperkinetische Störung des Sozialverhaltens
- Aufmerksamkeitsstörung ohne Hyperaktivität

In den letzten drei Jahren wurde auf den internationalen wissenschaftlichen Kongressen vermehrt darauf hingewiesen, dass die Kriterien in diesen beiden Katalogen für 6–12-jährige Jungen gelten, nicht für Mädchen und nicht für Altersklassen unter sechs und über zwölf Jahren.

Literaturhinweise:
CD des Kongresses in Bad Boll 2006 »Das Aufmerksamkeitsdefizitsyndrom – neueste Erkenntnisse und ihre Konsequenzen«. Einige Vorträge des 4. Internationalen Kongresses über ADHS 2006 an der evangelischen Akademie in Bad Boll beleuchten speziell diesen Aspekt.

Jungen erscheinen eher unaufmerksam, überaktiv, impulsiv (es gibt aber auch solche Mädchen!). Mädchen erscheinen oft die eher unaufmerksam-verträumten Kinder zu sein, die meist erst recht spät mit ihren Schwierigkeiten auffallen (es gibt aber auch solche Jungen!). Im Erwachsenenalter scheint dieses Verhältnis retrospektiv betrachtet ausgeglichener.

Oft werden die Probleme betroffener Kinder anders erklärt, z. B. mit Temperament, der Zugehörigkeit zu einer bestimmten Volksgruppe etc.

Die vorwiegend unaufmerksamen, verträumten Kinder stören ja nicht – werden oft entsprechend »nicht gesehen«. Ob es den überaktiv-impulsiven Subtypus überhaupt gibt, wird derzeit angezweifelt.

Wie häufig gibt es ADHS?

Sehr konservative Schätzungen gehen davon aus, dass ADHS mit einer Wahrscheinlichkeit von über 1–2 % bei Kindern und Jugendlichen vorkommt. Die internationale Schätzung von 3–8 % Auftretenswahrscheinlichkeit bei Kindern und Jugendlichen zwischen 6 und 18 Jahren erscheinen realistischer, wobei es bei dieser familiär gehäuft auftretenden Störung regionale Unterschiede zu geben scheint.
Die Zahl der Erwachsenen, die noch mit einer deutlichen Symptomatik zu kämpfen hat, wurde früher auf 3–4 % geschätzt. Der Anteil scheint aber zu steigen angesichts der in Deutschland immer schwieriger werdenden Umwelt für reizoffene und reizfilterschwache Menschen, z. B. am Arbeitsplatz im Großraumbüro, mit ständigen Veränderungen, Umstrukturierungen, zunehmendem Zeitdruck etc.
Wohl eher ein Drittel der Erwachsenen, so die Stellungnahme der Bundesärztekammer 2005, hat noch Schwierigkeiten, oft in Kombination mit Ängsten, vor allem aber auch Depressionen, Substanzmissbrauch, dissozialem Verhalten, Delinquenz bis hin zur antisozialen Persönlichkeitsstörung.

Literaturempfehlungen:
- Außerordentlich intensiv beschäftigte sich der 3. Internationale Kongress an der Evangelischen Akademie in Bad Boll mit ADHS im Entwicklungsverlauf und im Erwachsenenalter – nachzulesen in: Fitzner, Th. & Stark, W. (Hrsg.): Doch unzerstörbar ist mein Wesen – Diagnose AD(H)S – Schicksal oder Chance?, Beltz, 2004.
- Hinterfragend, querdenkend, gut beschreibend geht Walter Beerwerth in seinem Buch »ADS – das kreative Chaos«, Kreuz, 2006, an die Thematik heran.
- Wer spezifisch weiterlesen möchte, sei auf das Buch der Autorin über Erwachsene mit ADHS verwiesen: Neuhaus, C.: Laß' mich, doch verlaß' mich nicht – ADHS und Partnerschaft, dtv, 2005.

Was man früher nur erfragen konnte, wird wissenschaftlich aktuell durch die modernen Forschungsmethoden (bildgebende Verfahren, Messungen der hirnelektrischen Aktivität, genetische Analysen) immer klarer: »Im Vergleich zu Gleichaltrigen mit entsprechender Intelligenzentwicklung entwickeln Kinder mit ADHS eine nicht ausreichende Selbstregulation, zeigen deutlich ernsthaftere Selbstregulationsschwankungen als nicht Betroffene. Und das stellt eine mehr oder minder große Beeinträchtigung während der Kinder- und Jugendzeit dar, oft noch auch im Erwachsenenalter« (Definition von Prof. Steinhausen 2004 in seinem State-of-the-art-Vortrag auf dem Weltkongress der Kinder- und Jugendpsychiater IACAPAP).

ADHS wird ererbt

Die Verursachung der Kernsymptomatik gilt als genetisch bedingt. Die aktuellen Untersuchungen machen deutlich, dass es sich bei ADHS um eine Konstitution handelt, die familiär gehäuft auftritt. Die neurobiologischen Untersuchungen dazu sind kompliziert und vielschichtig. In Anbetracht der Unterschiedlichkeit zum Beispiel des Zeitpunkts, an dem die Symptomatik erstmals richtig auffällt, aber auch der Unterschiedlichkeit der Betroffenen (trotz der selben Kernsymptome), wird es noch einige Zeit dauern, bis die »genetische Architektur« und vor allem die »Gen-Umwelt-Interaktion« besser geklärt sein werden.
Tatsächlich wird immer deutlicher, dass Umweltfaktoren auf bestimmte Genotypen wirken, ebenso auf unterschiedliche klinische Erscheinungsformen und auf den Ausprägungsgrad der Störung. Diese reizoffenen und reizfilterschwachen Kinder müssen oft schon sehr früh »irgendwie« zurechtkommen, auch mit der Zunahme der Reizangebote, dem Zeitdruck und den ständigen Veränderungen, mit denen die Eltern zu kämpfen haben. Diese ihrerseits werden oft schon früh – wenn ihr Kind nicht so reagiert, wie es soll – durch sehr unterschiedliche Beratungs- und Erklärungsversuche irritiert. Dieses wiederum spüren Kinder mit der Disposition ADHS in ihrer Hypersensibilität sofort, und sie reagieren darauf – nur oft nicht in der erwünschten Art und Weise.
Eine ausschließlich soziale Verursachung des ADHS ist nicht belegt.
Das Dilemma ist, dass vor allem Pädagogen, aber auch noch viele Mediziner und Psychologen ADHS gern als »nicht beobachtbaren theoreti-

schen Begriff« sehen und bei solchen Kindern eher eine »heftige« Entwicklung im Normalbereich feststellen.

Ein weiteres Dilemma ist jedoch auch, dass die Störung zwar im Vorschulalter begonnen haben und beobachtbar gewesen sein soll – ob allerdings in diesem Alter schon eine Diagnose und ggf. auch Behandlung einsetzen kann/soll, wird sehr zurückhaltend, auch kontrovers diskutiert.

Beschäftigt man sich jedoch kontinuierlich mit Betroffenen, wird offensichtlich, dass die Konstitution bei ADHS zur Folge hat, dass sich eben einfach nicht die Fähigkeit zur Selbstdisziplin so entwickelt wie bei Gleichaltrigen mit entsprechender Intelligenz, was täglich zu Beeinträchtigungen bei den meisten zu bewältigenden Aufgaben führt.

Dieses Muster der Beeinträchtigungen wird verursacht durch die signifikanten Symptome rund um die »Unaufmerksamkeit« im Sinne der Unfähigkeit, willentlich die Konzentration steuern zu können zusammen mit der Impulskontrollstörung.

Literaturempfehlung:
- Barkley, R.: Das große ADHS-Handbuch für Eltern, Huber, 2002.
- Schulte-Markwort, M. & Zinke, M.: ADS/ADHS – Fortschritte in der Diagnose und Therapie, Springer, 2003.
- Sehr differenziert bezüglich der aktuell diskutierten Modelle: Rothenberger, A. & Neumärker, K.: Wissenschaftsgeschichte der ADHS – Kramer – Pollnow im Spiegel der Zeit, Steinkopf, 2004.
- Döpfner, M. & Lehmkuhl, G.: Aufmerksamkeitsdefizit-/Hyperaktivitätsstörung – Neuropsychologie, in: Förstl, H., Hautzinger, M. & Roth, G.: Neurobiologie psychischer Störungen, Springer, 2006.
- Zu ADHS im sehr jungen Alter: Neuhaus, C.: Das hyperaktive Baby und Kleinkind – Symptome deuten – Lösungen finden, Urania-Ravensburger, 2003.
- CD-Rom des Kongresses in Bad Boll 2006, vor allem Vortrag von Prof. Goldstein.
- Sehr empfehlenswert ist die 2. Auflage des Buches von Krause, J. & Krause, K.-H.: ADHS im Erwachsenenalter, Schattauer, 2005.

»Typische« Symptome

Bei stark ausgeprägter Symptomatik nach den Kriterienkatalogen finden sich bei Betroffenen noch weitere »Besonderheiten«.
»Typische« Symptome außerhalb der Kriterienkataloge DSM-IV und ICD-10 bei ADHS:

- Ausgeprägter Gerechtigkeitssinn (nicht nur für sich, sondern auch für andere)
- Auffallend gutes Aufnahmevermögen und Gedächtnis für subjektiv Interessantes (neugierig, wissbegierig, leicht zu begeistern)
- Bei Interesse extreme Konzentrationsfähigkeit (Hyperfokussierung)
- Spontane Hilfsbereitschaft, Empathiefähigkeit, Fürsorglichkeit und Einsatzbereitschaft, wenn die Hilfsbedürftigkeit erkannt wird
- In Notsituationen reaktionsschnell (z.T. ausgeprägt) und auffallend »souverän« in der Entscheidung/Handlungsorganisation
- Hypersensibilität für Stimmungen, Schwingungen, oft auch Gerüche – was eine ausgeprägte Personenbezogenheit bewirkt – die Chemie stimmt – oder nicht
- Nicht nachtragend (bei ehrlich gemeinten Entschuldigungen)
- Zähigkeit, »Stehaufmännchen«
- Guter Orientierungssinn (wenn keine visuelle Wahrnehmungsschwäche vorliegt)
- Kreativität, Phantasie, Experimentierfreudigkeit
- Oft: schauspielerisches Talent
- Bei Aufregung kein Eintritt von Beruhigung bei verbalen Beschwichtigungsversuchen
- Beim Toben im Kleinkind- und Grundschulalter kein Ende finden können
- Vor allem bei Jungen: mangelhaftes Dosierenkönnen grober Kraft in der graphomotorischen Umsetzung mit »krakeliger« Schrift, unter Zeitdruck oft unleserlich werdend, mit Fehlerhäufung zum Schluss
- Unfähigkeit, direkt nach einer Situation flüssig berichten zu können (Abrufschwäche)
- Unfähigkeit zur reif-abgewogenen Entscheidung (spontan oder gar nicht)
- Mangelhaft ausreifende Fähigkeit zur realistischen Selbst- und Eigenleistungseinschätzung
- Deutliche seelische Entwicklungsverzögerung (ca. 30 %).

Was ist ADHS?

»Kennen Sie es von Ihrem Kind, dass es sofort spürt, ob ihm jemand gewachsen ist, es jemand mag, und es in Abhängigkeit von der »Chemie« mit dem Lehrer bis zu drei Notenstufen in der Leistung schwanken kann? Kennen Sie es, dass es schlicht alles mitbekommt, was es interessiert – irgendwie – auch wenn es nicht im Raum war – und all das mit »Elefantengedächtnis« behalten kann, etc?«

Nach Abfrage dieses Katalogs kommt im ersten Interview meist die verblüffte Rückfrage »Woher kennen Sie mein Kind?«

Kinder, Jugendliche und Erwachsene mit ADHS haben offensichtlich einen ganz spezifischen »Wahrnehmungs- und Reaktionsstil«. Sie scheinen ihre neuronalen Netzwerke »anders« zu nutzen. Im Zusammenspiel mit der eingeschränkten Selbstregulierungsfähigkeit entsteht dann das impulsive, unaufmerksame, hyperaktive Verhalten, was unter anderem früher oder später zu Problemen im Zusammenleben mit den Bezugspersonen führt.

Früher wurde davon ausgegangen, dass ADHS vor allen Dingen bei Jungen auftritt. Seit man sich aber vermehrt mit den Erwachsenen beschäftigt und der »stillen Variante« von ADHS, dem »Träumerchen-Typ«, erscheint das Geschlechterverhältnis eher gleich verteilt. Viele »Träumer« fallen erst im Schulalter oder in der Pubertät auf, obwohl auch sie oft schon früh ihre spezifischen Schwierigkeiten haben.

Die Aufmerksamkeitsdefizit-/Hyperaktivitätsstörung: Typ »Träumerchen«

Typische Probleme bei einem Kind mit ADHS ohne Hyperaktivität (oft bereits im Vorschulalter gut erkennbar!):

- Hat Umstellungs- und Umorientierungsschwierigkeiten
- Reagiert auf unerwartete Ansprache nicht, zu spät oder falsch
- Hat Probleme, sofort flüssig auf Befragen zu erzählen
- Zeigt heftige »bockige« Reaktionen auf Hektik, tut buchstäblich gar nichts mehr!
- Ist affektlabil, weint schnell!
- Ist schnell »beleidigt«
- Gerät schnell in »Panik«
- Zeigt wenig bis kein Lernen aus Erfahrung

- Ist »desorganisiert«
- Hat vergessen, was es sagen will, wenn noch erst jemand anderes etwas sagt
- Ist nicht bereit, Hilfestellungen anzunehmen
- Ist meist sehr hilfsbereit und tierlieb
- Zeigt bei »Interesse« Phantasie, Geschick, Engagement, Konzentration, rasche Auffassungsgabe und blitzschnelle Reaktion

Ist Früherkennung von ADHS ohne Hyperaktivität möglich?

Früh auffällig sind bei Kindern mit ADHS ohne Hyperaktivität:

- das »Trottelchen«
- wirkt lieb-naiv, ist missbrauchsgefährdet!
- wirkt unselbstständig, trödelt
- wirkt langsam
- bringt vieles nicht zu Ende
- kann aber auch regelrecht gedankenversunken nur mit einem oder einigen Gegenständen spielen
- liebt Rollenspiele, die es oft wiederholen will
- will immer wieder dieselbe Geschichte/Kassette hören
- kann offensichtlich nicht zwischen Wesentlichem und Unwesentlichem unterscheiden

> **»Verträumtheit«**
> **wirkt oft wie ein**
> **passiver,**
> **zäher,**
> **gummiartiger**
> **Widerstand**
> **unüberwindlich,**
> **unumgehbar.**

Abb. 1: Die Aussage einer verzweifelten Mutter über ihren Sohn im Grundschulalter

- das »Scheue«
- wirkt zurückhaltend, schüchtern oder sogar ängstlich
- zeigt Umstellungs-/Trennungsschwierigkeiten
- spricht oft auffallend hoch/nasal bei »Stress«
- wirkt für sich allein zufrieden
- ist aber auch vergesslich, langsam, trödelig
- das »launenhaft-eigenwillig-Weinerliche«
- ist sehr leicht verärgert/zu verärgern
- wirkt früh schon depressiv
- findet alles zuviel
- hat oft Entwicklungsstörungen bei guten Grundressourcen
- ist auch vergesslich, langsam, trödelig
- kann sehr stur sein
- »Träumerchen« schmusen meist gern, auch als Kleine.
- »Träumerchen« können auch sehr aufgedreht sein – ab und zu.
- »Träumerchen« reden oft auch »typisch« (von einem zum nächsten kommend oder immer wieder dasselbe fragend, scheinbar inhaltsleer, oder plötzlich von etwas ganz anderem sprechend)
- »Träumerchen« haben oft rezidivierende Infekte der oberen Luftwege, was zu einer vorübergehenden Schallleitungsschwerhörigkeit führen kann und häufig mit Sprachentwicklungsauffälligkeiten kombiniert ist.
- »Träumerchen« werden oft erst spät nachts trocken.

»Träumerchen« sind unerkannt sehr gefährdet, z.B. das überdurchschnittlich begabte »Trottelchen« in der Pubertät durch plötzlich verzweifelte Suizidabsichten, oder die überdurchschnittlich begabte »Scheue« in der Pubertät durch ganz bizarre Verhaltensweisen auch z.B. mit Selbstverletzungen (erkennbar vor allem an der hohen Geräuschempfindlichkeit).

Literaturempfehlung:
- Reimann-Höhn, U.: Langsam und verträumt, Herder, 2002 sowie
- Simchen, H.: ADS – unkonzentriert, verträumt, zu langsam und zu viele Fehler im Diktat. Hilfen für das hypoaktive Kind, Kohlhammer, 6. Auflage, 2008.

Alles nur angeboren und nicht zu ändern?

Aus der klinischen Erfahrung kann für das Auftreten der klassischen Symptomatik von ADHS weder regelmäßig eine ungewollte Schwangerschaft noch stressbedingte Schwangerschafts- und Geburtskomplikationen oder – wie sehr oft behauptet – ein Alkohol- oder Nikotinmissbrauch der Mutter bestätigt werden (wenn allerdings während der Schwangerschaft geraucht wurde, ist die Symptomatik insbesondere im jungen Alter stärker ausgeprägt).
ADHS entsteht auch nicht durch Reizüberflutung, zu viel Fernsehkonsum etc. Die Symptomatik verstärkt sich aber durch zu viele und vor allem subjektiv unerwünschte Reizüberflutung (z. B. im Störschall der Kindergartengruppe, in einer Schulklasse oder im Großraumbüro; durch zu viel Spielen am Computer, ständiger TV-Berieselung).
Es gibt natürlich ein intensives Zusammenspiel zwischen den Anlagen, mit denen man auf die Welt kommt, und dem gesamten Umfeld.
Niemand diskutiert jedoch, inwieweit genetisch deutlich vorbestimmt ist, wie groß ein Mensch wird, dass Haut-, Haar- und Augenfarbe ererbt wird, ebenso spezifische Begabungen wie z. B. artistische Bewegungsgeschicklichkeit, Musikalität, etc. Stolz heißt es dann: »Das hat er/sie vom Papa!« o. ä.
In der Medizin wird auch nicht diskutiert, dass man leider auch Krankheiten bzw. die Anlage dazu erben kann, manche unaufhaltbar, manche nur unter bestimmten Bedingungen ausbrechend. Früherkennungsmaßnahmen für rasche und gezielte Hilfestellungen sind etabliert.
Nicht nachvollziehbar ist, warum sich im »mainstream-Denken« der Psychotherapie, aber auch der Pädagogik seit Jahren die Grundidee hält, dass »gesund geborene« Kinder nur seelische Probleme und Störungen entwickeln können, wenn sie »falsch« behandelt werden, negative Beziehungs- und Bindungserfahrungen machen. Erste neurowissenschaftliche Untersuchungen schienen zu zeigen, dass frühkindlich erlittene traumatische Erfahrungen den Boden für die Entwicklung weiterer psychischer Störungen bereiten.
Und nur, so die Hypothese und Forderung, wenn pränatale Stressfreiheit bestehe, Bindungssicherheit von Geburt an, mitfühlende, warme Anteilnahme der Eltern am Leben eines Kindes mit elterlicher Übereinstimmung, Stabilität und Zusammenhalt in der Familie, klarer Führung

des Kindes durch konsequentes Erziehungsverhalten, entwickle sich auch ein »Risikokind« gesund.
Eine sichere frühe Bindung und gute Eltern-Kind-Beziehung ist natürlich ein wichtiger Faktor dafür, dass sich ein Kind stabil und positiv entwickeln kann. Als Garant für spätere seelische Gesundheit wird dies derzeit jedoch überbewertet.

Zielführend ändern kann man aber durchaus viel, wenn man sich teilnehmend beobachtend und offen für den zunehmenden aktuellen Erkenntnisgewinn aus den Neurowissenschaften in Bezug auf ADHS auseinander setzt.
Bei ADHS ist das Setzen von Prioritäten nur schwer möglich. Ein reifes, abgewogenes Entscheiden, ebenso ein ständiges, selbstangeleitetes inneres Sprechen mit der Fähigkeit, sich planend und zielgerichtet anzuleiten, entwickelt sich nicht ausreichend. Der Spontanabruf von Wissen gelingt oft nur unzureichend oder verzögert.
Da nicht gleichmäßig auf Altdaten im Langzeitgedächtnis zuverlässig zurückgegriffen werden kann, können Kinder mit ADHS aus Erfahrung nicht ausreichend lernen. Es entsteht kein Gefühl für Zeit, womit natürlich das Einteilen von Zeit auch schwierig ist, unangenehme Aufgaben bis auf den letztmöglichen Zeitpunkt verschoben werden. Die Symptome der Impulskontrollstörung beinhalten auch, dass zu schnell rein emotional bewertend, somit polarisierend wahrgenommen wird. Die Stimmung kippt extrem schnell aus geringstem Anlass. Die Gefühlslage wird rasch extrem von total begeistert bis furchtbar beleidigt, sehr sauer, plötzlich tief traurig entgleisend, mit einem Sich-hineinsteigern, ohne dies zu wollen oder verhindern zu können, geschweige denn abzubremsen.
Motivation hängt bei ADHS von der subjektiven, rein emotionalen Bewertung des Betroffenen ab, der seiner Gefühlslage regelrecht ausgeliefert zu sein scheint bei der syndromtypischen Unfähigkeit zum Belohnungsaufschub.
Ebenso problematisch ist, dass die normalerweise ab dem 4. Lebensjahr heranreifende Fähigkeit zum »automatischen Perspektivenwechsel« nicht entsteht, sodass Kinder und Jugendliche mit ADHS mit zwölf Jahren eben auch bei ihnen gut bekannten und vertrauten Personen nicht in der Lage sind vorwegzunehmen, wie das Gegenüber das, was sie sagen oder tun, sieht. Erst recht können sie nicht abschätzen, was darauf-

hin passieren wird. Dies beeinträchtigt die situationsangepasste Selbstdarstellung gravierend und führt im Laufe der lebensgeschichtlichen Entwicklung vermehrt zu Konflikten mit allen, mit denen sich die Betroffenen an sich gut verstehen wollen.

Missverständnisse sind bei diesem Wahrnehmungs- und Reaktionsstil in den Familien unausweichlich. Eskalationen entstehen rasch durch unwissentlich und oft auch unwillentlich spontan falsches Reagieren der Erwachsenen mit Ermahnungen, Appellen, Strafandrohungen, impulsivem Überreagieren etc.

In der Erziehung zu Hause, im Kindergarten und in der Schule werden zwar inzwischen vermehrt Verstärker wie Punkte, Smileys etc. zur Verhaltensverbesserung eingesetzt – aber genauso wird noch immer mit Negativkonsequenzen gearbeitet.

Untersucht man die empfohlenen Vorgehensweisen bei vielen Elterntrainingsansätzen und auch die speziell für ADHS entwickelten Fördermanuale, wird noch zu viel auf das Lernen aus Erfahrung, vor allem auf Einsicht gesetzt, mit enttäuschend geringer Wirkung insbesondere in längerer Sicht.

Ein zentrales Thema erscheint entsprechend das »funktionelle Verstehen« der Symptomatik vor dem neurobiologischen Hintergrund zu sein nach dem Motto »Je mehr man über den Wahrnehmungs- und Reaktionsstil bei ADHS weiß, desto besser gelingt die Beziehung und Erziehung«.

Literaturempfehlungen:
- Aust-Claus, E., Claus, D. & Hammer, P.: Das ADS-Buch, Oberstebrink, 2002.
- Dietz, F.: Wenn ich doch nur aufmerksam sein könnte, Elternselbsthilfe ADS/Hyperaktivität, Frankfurt/Main, 1999.
- Grawe, K., Donati, R. & Bernauer, F.: Psychotherapie im Wandel – von der Konfession zur Profession, Hogrefe, 1994.
- Krause, J.: Überleben mit hyperaktiven Kindern. Informationen und Ratschläge, BV.AH, 2002.
- Neuhaus, C.: Das hyperaktive Kind und seine Probleme, Urania-Ravensburger, 12. Auflage 2002, Berlin.
- Neuhaus, C.: Hyperaktive Jugendliche und ihre Probleme: Erwachsen werden mit ADS, Urania-Ravensburger, 3. Auflage, Berlin, 2002.
- Neuhaus, C.: Das hyperaktive Baby und Kleinkind, Urania-Verlag, 2003, Berlin.

Was ist ADHS?

- Skrodski, K.: Das hyperkinetische Syndrom, http://www.bv-ah.de/Seiten/ads/hks.htm/(08.05.2006).
- Stollhoff, K. (Hrsg.): Hochrisiko ADHS. Plädoyer für eine frühe Therapie, Schmidt-Römhild, 2002.

Ist ein Kind mit einer Disposition zu ADHS im ersten Lebensjahr ein wirklich deutlich regulationsgestörtes Kind, das einfach keinen zufriedenen Wachzustand herstellen kann, hypersensibel auf unerwartetes Berühren reagiert, oft zu abgelenkt ist, um sich überhaupt aufs Trinken konzentrieren zu können, immer wieder nachts schreit, sind Interaktionsprobleme programmiert, auch wenn die Eltern wirklich sehr zugewandt und empathisch sind.

Werden solche Familien in »guten Momenten« der sehr aufgeweckten Kinder beobachtet, ist oft keinerlei Ansatz einer Beziehungs- oder Bindungsstörung zu sehen.

Trotz heftiger Konflikte sind die Bindungen in vielen Familien mit jüngeren Kindern mit ADHS sogar extrem eng.

Hallo liebe Mami,

ich bin froh, dass ich es dir gesagt habe und ich habe daraus gelernt!!! Ich habe heute Nacht gebetet und um Verzeihung gebeten. Mir sind noch drei Lügen eingefallen: Nachdem jemand gelogen hatte und erzählt hatte, dass er schon vier Handys hatte, erzählte ich, dass ich ein Handy habe. Dann habe ich demjenigen erzählt, dass ich schon mal im Fitnesscenter war.

Das letzte Mal log ich, als jemand erzählte, was dessen Eltern schon fast alles gearbeitet hätten. Ich habe gesagt, dass du und Papa Ärzte seid. Das musste ich dir noch sagen und ich werde mich immer an deine Worte erinnern!!! Danke!!!

Aber diese Lügen sind schon länger her.

P.S.: Ich liebe dich! Deine A.

Ich habe früher mal zu jemand gesagt, ich wäre in der sechsten Klasse, obwohl ich erst in der fünften war.

In der zweiten Klasse habe ich einmal gesagt, ich schenke jemandem ein Tamagotschi, aber ich habe es nie gemacht.

Es tut mir Leid!!!

Ich liebe dich. Deine A.

Je älter die Kinder und Jugendlichen werden, und die Beziehung einigermaßen stimmt, sind viele Eltern überrascht, welche intimen Details ihnen anvertraut werden, zu was sie alles zu Rate gezogen werden.
Viele Kinder schreiben nach Eskalationen wirklich rührende kleine Zettel oder Briefchen, mit Herzen verziert – und signalisieren tiefe Liebe zu ihren Eltern. Kleine »Wiedergutmachgeschenke«, urplötzlich ein komplett vorbereitetes Frühstück überraschen – genauso wie z.T. anhaltendes Kuschelbedürfnis noch lange im Leben!

5 Was ist Aufmerksamkeit?

Viele Schwierigkeiten in der Beobachtung und diagnostischen Einschätzung scheinen bisweilen daraus zu resultieren, dass der Begriff **Aufmerksamkeit** nicht richtig verstanden, erfasst und differenziert wird.

Das muss nun nicht heißen, dass vor allem angenommen wird, Betroffene mit ADHS wollten einfach nur mehr Zuwendung und Aufmerksamkeit im Sinn eines Strebens danach, im Mittelpunkt stehen zu wollen.

Bei dem Begriff Aufmerksamkeit handelt es sich um einen recht komplexen Mechanismus, um Eindrücke aus der Umwelt aufnehmen und aussortieren zu können und somit eine entsprechend gezielte und auch effektive geistige Verarbeitung möglich wird. Dies scheint bei jedem Menschen von situativen Bedingungen abzuhängen und bei verschiedenen Aufgaben auch unterschiedlich zu funktionieren – und muss sich im Laufe des Kinderlebens entwickeln!

Aufmerksamkeit hat viele unterschiedliche Aspekte:

- Zur Aufmerksamkeit gehört ein Grad der allgemeinen Wachheit (auch Vigilanz genannt), von der entscheidend abhängt, wie lange und gleichmäßig das Gehirn Reize aufnehmen und verarbeiten kann. Das kennt jeder: man kann schlecht etwas aufnehmen, wenn man müde ist. Aufmerksamkeit ist dann nicht aktiv mobilisierbar.
- Die Aufmerksamkeit muss aktivierbar sein als eine »allgemeine Bereitschaft«, auf etwas zu reagieren. Das kann nach einem vorhergehenden Signal oder Warnreiz passieren, aber auch z. B. durch plötzlich entstehendes Interesse.
- Im Begriff Aufmerksamkeit steckt auch die Fähigkeit, aktiv das Wichtige aus der Vielfalt der angebotenen Reize auszuwählen als »selektive Aufmerksamkeit«. Sie entwickelt sich normalerweise automatisch, damit man schnell und zuverlässig auf das Wichtige reagieren und gleichzeitig Unwesentliches ausblenden oder Störreize ignorieren kann.

- Mit der »geteilten Aufmerksamkeit« ist die Fähigkeit gemeint, zwei oder mehr Aufgaben gleichzeitig bewältigen zu können. Dies ist situationsabhängig und hängt vom Schwierigkeitsgrad der Aufgaben ab, davon, welche Sinne dafür benötigt werden und inwieweit zum Beispiel eine Aufgabenbewältigung schon automatisiert ist oder wie sehr eine Aufgabe die andere »stört«.
- Im Begriff der Aufmerksamkeit steckt zusätzlich der wichtige Aspekt der Fähigkeit zur schnellen Aufmerksamkeitsverschiebung, um sich schnell von einer Situation zur nächsten umorientieren zu können.
- Aufmerksamkeit bedeutet auch »Achtsamkeit« im Sinn des »bewussten« Ablegens des Schlüssels am richtigen Platz, um ihn wiederfinden zu können.
- Zur Aufmerksamkeit gehört ebenso, an einer Aufgabe bis zu ihrem Abschluss festzuhalten (einschließlich der Rückkehr zur Arbeit nach einer Unterbrechung oder Ablenkung!).
- Aufmerksamkeit beinhaltet daneben die Fähigkeit, im Arbeitsgedächtnis sequentiell mehrere Dinge halten/verarbeiten zu können, einen Gedankengang am Thema bleibend zusammenbauen zu können.

Mit all diesen Aspekten der Aufmerksamkeit haben Betroffene von ADHS Probleme.

Wer Kinder mit ADHS im frühen Säuglingsalter jedoch kennt und beobachtet, weiß, dass sie genauso intensiv und oft verblüffend früh und intensiv imitieren, schäkern. Im Kleinkindalter vergewissern sie sich wie andere Kinder bei der Bezugsperson, ob z. B. ein Sturz schlimm war, z. B. mit kurzem Blickkontakt und Brüllen, wenn sie ein Erschrecken sehen. Sie nehmen hingegen oft auch später selbst aus Versehen zugefügten Schmerz fast stoisch hin, haben ihn kaum »bemerkt«.

Selbst in wirklich Halt gebender, herzlicher familiärer Umgebung eingebettet entsteht bei entsprechender Disposition plötzlich ab einem bestimmten Zeitpunkt die »klassische« Symptomatik.

Erregungssteuerung und Impulskontrolle gehören dazu

Aus den Forschungen an aufmerksamkeitsgestörten Patienten wird ersichtlich, dass auch die Fähigkeit hinzukommen muss, das Erregungsniveau regulieren zu können. Das kennt auch jeder von sich: Bei Wut sieht man oft nur »das rote Tuch« und nimmt vieles um sich herum gar nicht mehr richtig wahr. Und man muss sein Verhalten hemmen können (was sich normalerweise automatisch im Laufe der Kinderzeit entwickelt). Noch weit vor dem Eintritt in die Schule lernen Kinder (ohne ADHS) abwarten zu können, bis sie an die Reihe kommen, oder auch mal den Mund zu halten, eine Frustration aushalten zu können.

Zur Impulskontrollstörung gehören:

- Eingeschränkte Steuerungsfähigkeit der Bewegungsimpulse und sprachlicher Äußerungen.
- (Viel zu!) spontane Entscheidungen.
- Nicht abwarten können.
- Eine eingeschränkte Fähigkeit, längerfristige Konsequenzen mit einbeziehen zu können.

- Wenn jemand **keine Aufmerksamkeitsstörung** hat, kann er ausreichend lang etwas im Arbeitsspeicher, im Kurzzeitgedächtnis behalten. Er kann dazu gleichmäßig auf sein Wissen aus dem Altspeicher zurückgreifen, dies in das aktuell Festgehaltene einbauen, am Thema bleibend (wichtig z. B. für eine abgewogene überlegte Entscheidung).
- Wenn jemand **keine Aufmerksamkeitsstörung** hat und nicht gerade müde oder unterzuckert ist, kann er nach einer Unterbrechung wieder zur begonnenen Tätigkeit zurückfinden.
- Wenn jemand **keine Aufmerksamkeitsstörung** hat, kann er seine Handlungen und Äußerungen im Laufe der Kinderentwicklung immer besser planen und steuern mit einem im Laufe des Lebens immer sichereren Gefühl für Zeit und Zeitverlauf, bei ständig möglichem Zugriff auf gemachte Erfahrungen.

6 Was funktioniert anders bei ADHS?

Neurochemische Studien belegen, dass bei ADHS eine Dysregulation von zwei Botenstoffsystemen besteht (Dopamin und Noradrenalin). Schon vor über 20 Jahren zeigte sich zudem durch Untersuchungen mit bildgebenden Verfahren eine Minderdurchblutung des vorderen Aufmerksamkeitssystems im Stirnhirn (in dem unter anderem die Neuronen des Arbeitsgedächtnisses liegen sowie sich die sogenannten Ausführungsfunktionen der Impulssteuerung entwickeln, die »executive functions«) und in einem Bereich, der wie eine Art »Gangschaltung« für die Aufmerksamkeit funktioniert. Bei ADHS besteht aber eine vermehrte Durchblutung in den sensomotorischen Rindenfeldern, d. h., dass ein solches Kind quasi wie ein zu hoch drehender Motor zu schnell »überschießt«, wenn es auf etwas reagiert, Kraft schlecht regulieren kann.
Später bestätigten hirnelektrische Untersuchungen eine »Stirnhirndysfunktion«. Unter anderem handelt es sich bei ADHS offensichtlich um eine Fehlfunktion der selektiven Aufmerksamkeit. Es bestehen Defizite bei der Reizerkennung und -verarbeitung, aber auch bezüglich der Lern- und Gedächtnisprozesse. Neurochemisch wurde eine Dysregulation eines dopaminergen Botenstoffsystems offenkundig, das besonders für das vordere Aufmerksamkeitssystem wichtig ist. Das normale Funktionieren dieses Systems mit dem Botenstoff Dopamin ist unter anderem auch für die Entstehung eines Langzeitgedächtnisses, aber auch für die ausreichende Motivation und Belohnung/Genussempfindung entscheidend.
Es ist wahrscheinlich, dass ADHS in gewisser Hinsicht wohl auch ein »Belohnungsdefizitsyndrom« ist, und Betroffene ein angeborenes neurochemisches Verlangen danach haben, ihr Dopaminsystem anzuregen (durch Neues, Spannendes, Aktivität, leider auch durch Substanzen, die dort »angreifen« und zu vermehrter Dopaminausschüttung führen).
Das noradrenerge Botenstoffsystem des Orientierungs- und Wachheitsnetzwerkes erscheint ebenso dysreguliert. Es sollte das Aufmerksam-

keitssystem gleichmäßig aktivieren, damit jederzeit Wissen aus dem Langzeitgedächtnis abrufbar ist – was bei ADHS aber nur kontextabhängig funktioniert.

Es wurden Volumenunterschiede im Vergleich mit Nicht-Betroffenen im Stirnhirn und auch in anderen Hirnregionen gefunden, so vor allem im Kleinhirn, aber neuerdings auch in wichtigen Teilen des emotionsregulierenden Systems.

Literaturempfehlung:
- Ratey, J. J.: Das menschliche Gehirn. Eine Gebrauchsanweisung, Walter, 2001.
- Rothenberger, A. & Neumärker, K.: Die Wissenschaftsgeschichte von ADHS – Kramer und Pollnow – im Spiegel der Zeit, Steinkopf, 2005.

Neuere Forschungen zeigen, dass die Strukturen des Kleinhirns im Vergleich zu Nicht-Betroffenen kleiner sind. Eine diskrete Koordinationsstörung im Kindesalter, Jugend- und oft auch noch ein bisschen im Erwachsenenalter mit mangelhafter Rhythmisierung der Bewegung gehören ebenso dazu wie ein mangelhaftes, ständiges Unterstützen einer zielmotorischen Umsetzung durch die Augenbewegungen.

Die klinische Erfahrung zeigt, dass Kinder und Jugendliche mit ADHS die 8- bis 18-fache Zeit für die Verautomatisierung von Regeln, subjektiv nicht unbedingt interessierenden Lerninhalten benötigen und die sogenannte seelische Entwicklungsverzögerung bei ADHS mindestens ca. 30% im Vergleich zu Gleichaltrigen beträgt.

Betroffene mit ADHS nehmen »anders« wahr

Durch die neurophysiologischen und neuropsychologischen Untersuchungen wird immer klarer, das ADHS-Betroffene ihre Aufmerksamkeit nur durch ausreichend starke, emotional zumindest neutral oder positiv bewertete Reize aktivieren können. Sie können nicht gleichbleibend innerlich entsprechend situationsangemessen aktiviert sein, wenn sie plötzlich etwas rein subjektiv schwierig oder langweilig finden, da sie sich emotional nicht richtig selbst regulieren können. Die willentliche Anstrengungsaktivierung funktioniert durch die Probleme im Stirnhirn nicht ausreichend– und deshalb kann offensichtlich die Aufmerksamkeitsaktivierung nur durch die Motivation erfolgen.

Sie funktionieren gut, wenn sie »Sieger« oder »Gewinner«, »Erster«, »Bester« oder »Chef« sein können, Herausforderung spüren z. B. beim körperlichen Arbeiten, Helfen in der Not, im Hochrisiko, beim Aufspüren, Entdecken, Forschen, Sorgen für Gerechtigkeit – oder auch bei grenzüberschreitendem Verhalten. Sonst »geht« es nicht, der Betroffene kommt nicht »in die Gänge«, wirkt plötzlich erschöpft, müde, ihm fällt nichts ein etc.

Offensichtlich sind Menschen mit ADHS in ihrer sehr schnellen Art, eine Situation, eine Aussage zu analysieren und zu bewerten, tatsächlich ihrem Gefühl »ausgeliefert«.

Menschen mit ADHS sind

- schnell frustriert (ein kleiner Frust gerät schnell zur substantiellen Frustration)
- wenn man nicht sofort versteht/verstanden wird
- wenn man nicht sofort etwas machen kann
- was aber oft schnell wieder vorbeigeht
- schnell verletzt
- wenn jemand nicht ausreichend geduldig ist oder subjektiv nicht genügend Interesse zeigt
- wenn jemand etwas Kritisches sagt oder in der Mimik Skepsis signalisiert (alles auf sich beziehend)
- schnell irritiert
- mit dem Wunsch, schnell etwas klären zu wollen, z. B. bei Aussagen, die spontan als nicht angemessen erscheinen
- schnell entmutigt, wenn etwas nicht sofort klappt mit der Folge,
- rasch hoffnungslos zu werden
- zu schnell aufzugeben
- erst gar nicht an etwas heranzugehen
- schnell beunruhigt
- mit Angst vor dem, was noch kommen könnte
- mit Angst vor Neuem

Die Impulskontrollstörung beinhaltet auch, dass (zu) schnell rein emotional, »aus dem Bauch heraus«, sofort bewertend (ohne ausreichendes Abwägen und Differenzieren) und somit polarisierend wahrgenommen wird. Die Stimmung kippt extrem schnell aus geringstem Anlass. Dann wird jemand »total toll« oder »völlig unmöglich« eingeschätzt, die Sprache ist gekennzeichnet von den kleinen Wörtchen der Extreme, wie nie, immer, ständig.

Es kommt jedoch nicht nur zu regelrechten Gefühlsabstürzen aus scheinbar »nichtigem« Grund, sondern auch zu einem beobachtbaren Sich-hineinsteigern in eine extreme Gefühlslage – sichtlich ohne dies zu bemerken oder dämpfen, stoppen zu können.

So sind Betroffene mit ADHS blitzschnell sehr wütend, zutiefst beleidigt oder auch ungeheuer begeistert, plötzlich extrem traurig, wenn sie etwas anrührt.

Viele leiden sehr darunter, dass sie keine gleichmäßigere Gestimmtheit haben; je älter sie werden, desto mehr.

Aufmerksamkeit scheinen sie offensichtlich auch anders zu fokussieren. Es gibt entsprechend Schwierigkeiten mit der gleichmäßigen, sofortigen, sinnerfassenden und bedeutungsstiftenden Informationsaufnahme und -verarbeitung.

Betroffene mit ADHS werden »anders« wahrgenommen

> **Über einen Erstklässler im Zeugnis heißt es:**
> »Du bist ein aufgeweckter und fröhlicher Schüler und kommst grundsätzlich gerne in die Schule. Auf der einen Seite bist du ein kontaktfreudiger, offener Junge und zeigst Interesse für vieles, was den Schulalltag ausmacht. Du gehst oft aufgeschlossen und spontan auf deine Mitschüler und Lehrerinnen zu, vertrittst dann aber sehr schnell und beharrlich deine Vorstellungen und Wünsche, die die anderen zu befolgen haben. Deine anfänglichen Schwierigkeiten, dich in die Klassengemeinschaft einzufügen, hast du leider auch jetzt zum Ende des 1. Schuljahres nicht wesentlich verändert. Du benötigst viel persönliches Zureden, um Regeln und Vereinbarungen einhalten zu können. Ein friedvolles Miteinander in der Gruppe ist dir oft nicht möglich. Es fällt dir noch sehr schwer, konfliktfrei mit deinen Mitschülern umzugehen. Obgleich du immer wieder um eine gute Beziehung zu ihnen bemüht bist, kommt es häufig zu Auseinandersetzungen, die nicht selten in körperlicher Gewalt enden. In diesen Situationen bist du leider oft der Auslöser. Durch dein Verhalten forderst du viel Aufmerksamkeit und zeigst zu wenig Bereitschaft, not-

> wendige Grenzen anzuerkennen. Du reagierst meistens trotzig und uneinsichtig. So kommt es, dass aufgrund deines Fehlverhaltens aus kleinen Anlässen ein großes Problem wird. Entwickele mehr Einsicht für die Interessen und Bedürfnisse der anderen Kinder.«

Der letzte Satz erscheint fast wie eine Keule für das Kind, das doch so gerne Freunde hätte!

Literaturempfehlung:
von Droll, W.: Von der Neurodynamik zur Psychodynamik: Die Regulationsdynamik bei ADHS, in: Fitzner, Th. & Stark, W.: Doch unzerstörbar ist mein Wesen, Beltz, 2004.

Die Auswirkungen der Symptomatik – nicht nur furchtbar?

ADHS ist gekennzeichnet durch Reizoffenheit – was aber eben auch eine interessierte Offenheit und enorme Aufnahmefähigkeit für alles und jedes »so nebenher« bedeutet mit Erlebnishunger und Forscherdrang und der Fähigkeit zu oft erstaunlichen Leistungen:

> Der 3-Jährige liebt Überraschungseier – nicht wegen der Schokolade, sondern vor allem wegen der Bastelsachen! Fasziniert und völlig ruhig beobachtete der kleine Junge schon vor mehreren Monaten, wie der Papa oder die Mama ihm etwas zusammenbauten. Nun bekam er wieder ein Ei geschenkt. In der Kapsel fand er aneinanderhängende Stanzteile, mit denen man einen Affen zusammenbauen kann.
> Absolut konzentriert rupft er erst die Teile auseinander, die er dann hintereinander zusammenbaut, ohne Anleitung, obwohl ihn eine Videokamera beobachtet, der Schäferhund der Familie »gucken kommt«. Als er fertig ist, versucht er geduldig, einen Faden über die Ränder von zwei Gläsern auf dem Tisch »zu spannen«, um den Affen dranzuhängen – was dann doch nicht klappt. Es gibt aber keinen Wutanfall nach siebeneinhalb Minuten Daueraufmerksamkeit im Hyperfokus – sondern nur den Kommentar zur Bezugsperson: »Affe ist fertig. Geht so nicht!«.

Beeindruckend ist auch das »Elefantengedächtnis« für scheinbar unwichtige (aber subjektiv sehr wichtige) Kleinigkeiten aus der Vergangenheit. Betroffene sind oft die »Finder«, wenn jemand etwas verzweifelt sucht:

> »Mama, guck mal auf die Wickelkommode!« meint der 3-Jährige, als die Mutter verzweifelt den Schlüssel sucht.

Der auffallend gute Orientierungssinn beeindruckt:

> Der 7-jährige Junge beruhigt die Tante, die im Riesenparkhaus in der unbekannten Großstadt vergessen hat, wo und auf welchem Deck das Auto steht. Er findet es – da war die Wand gelb und ein Notausgang gleich in der Nähe.

Haben diese Menschen spontan das Gefühl, jemand (auch ein Tier!) ist in akuter Gefahr, ist niemand so reaktionsschnell, so »präsent«, mit vollem Überblick, geistesgegenwärtig, verantwortungsvoll reagierend – oft unter Einsatz der vollen eigenen Kraft, Energie – selbst mit dem Risiko, selbst Schaden zu erleiden, was aber nicht zu stören scheint.

> Der 52-Jährige bereitet sich für eine schwierige Bergführerprüfung in einem anstrengenden Kurs vor. Auf einem eisigen Hang stürzen zwei Teilnehmer, rutschen ab. Er wirft sich, ohne lange zu überlegen, sofort auf den Boden, schlittert gezielt direkt hinterher, lässt sich an beiden vorbeigleiten, um sie erfolgreich aufhalten zu können.

Gerade Kinder und Jugendliche erkennen bei der ersten Kontaktaufnahme sofort, ob ihnen jemand sympathisch und ihnen gewachsen ist oder eben nicht, mit ganz feinem Gefühl für Stimmungen, Schwingungen, aber auch Echtheit, Authentizität eines Gegenübers (sicher auch später im Leben oft noch sehr hilfreich!).
Die Kehrseite ist die typische Reizfilterschwäche mit der Ablenkbarkeit, der Unfähigkeit, Prioritäten zu setzen oder z. B. auch nach Ablenkung wieder zum Tun zurückzufinden, was aber auch Anlass werden kann zu im-

provisierender Kreativität im Zusammenhang mit der Impulsivität. Zusammen mit der Reizoffenheit macht das spontan hyperreagibel. Dann wird eben mal schnell sehr kreativ die Spielregel verändert, wenn es aussieht, als ob man als Vorschul- oder Grundschulkind mit ADHS verliert.

Anpassungsleistungen sind schwer.
Kinder ohne ADHS können schon früh abstoppen, innehalten, abwarten, auch mal zurückstehen, spätestens mit Eintritt in die Schule.
Nicht so das Kind mit ADHS. Auf der anderen Seite benennt ein solches Kind oft verblüffend treffend, offen, klar und direkt beobachtete Missstände und Ungerechtigkeiten.

> Der aufgeweckte 10-jährige Junge merkt, dass sein geliebter Stiefvater völlig überarbeitet und verzweifelt ist, plötzlich sogar die Familie verlassen will. Er bastelt ihm ein Freundschaftsbändchen, legt es zusammen mit einem Wunschstein und einem Zettel in einen Briefumschlag in seine Jackentasche. Auf dem Zettel steht nur »Lieber Papa, gib bitte nicht auf! Dein Uwe«.

Durch die genetisch bedingte andere »Netzwerknutzung« von Kindern mit ADHS bleibt die Kapazität des nonverbalen Arbeitsgedächtnisses zu klein. Die Analyse von einer Aufgabe ist durchaus möglich, aber die Wiederzusammensetzung der Bestandteile danach gelingt nicht. Dies ist jedoch zum Beispiel beim Bearbeiten einer Textaufgabe im Kopf oder beim Treffen einer reif überlegt abgewogenen Entscheidung notwendig (was auch bei Kindern ohne ADHS erst heranreifen muss!).
So wird eben dann ganz spontan aus dem Gefühl heraus entschieden – oder gar nicht. Ein Leben lang.
Die Kehrseite der Medaille bedeutet z. B. schnell vom Thema abkommend, der »Spontanidee« folgend, die Ausrede.

> Der Grund, warum ich mein Arbeitsblatt nicht mitgebracht habe:
> Ich habe die Hausaufgaben nicht gemacht, weil ich
>
> - nicht viel Hausaufgaben auf hatte
> - es irgendwie »verpeilt« habe
> - nicht so viel Lust hatte, sie zu machen

Was funktioniert anders bei ADHS?

> - das Blatt ganz vergessen habe (der Tag begann mit Regen, aber wurde am Mittag doch noch sonnig)
> - am Wochenende keine Zeit hatte, da ich in Heidelberg war
> - es immer auf später verlegt habe und es dann Abend wurde
> - zu stressig fand, das Blatt auszufüllen und dann auch noch zu meinen Eltern zu gehen
> - keine Lust hatte, immer die Zeit zu stoppen
>
> (Philipp, 14 Jahre, betraut mit der Aufgabe, schriftlich zu begründen, warum er seine Arbeit nicht gemacht hat: Ehrlicher geht es nicht!)

Die Rechtfertigung erfolgt oft auch als Lüge, wenn plötzlich nach einer nicht mehr erinnerbaren (kritischen) Situation eine spontane Idee entsteht. Ständig wird noch ein Argument nachgeschoben. Viele reden sich regelrecht dabei »um Kopf und Kragen«.

ADHS bedeutet dadurch auch, besser verhandeln zu können als ein arabischer Teppichhändler, immer noch eine originelle oder kreative Idee zu haben, vor allem eben, wenn es richtig darauf ankommt, und das nicht nur im Notfall.

> Der Vater von zwei Kindern erkennt sich im Elterntraining bei der Schilderung der Symptomatik von ADHS und der neurobiologischen Hintergründe voll wieder – sichtlich erfreut!
> Er »zelebriere« sein ADHS – interessiert und kontaktoffen wie er sei, spontan, begeisterungsfähig und, wie man sehe, charmant. Eloquent wie er sei, verkaufe er als Süddeutscher entsprechend erfolgreich europäische Landwirtschaftsmaschinen in Asien.

Durch die Dysfunktion des Stirnhirns reift ein ständiges inneres, handlungsbegleitendes Sprechen etwa ab dem 3./4. Lebensjahr nicht aus, kann das eigene Verhalten zunehmend und beobachtbar nicht ausreichend überwacht, organisiert werden. Das Kind wirkt oft lange noch im Vorschulalter aufgeweckt, spontan, wild etc. Ab Schuleintritt ist es »verkehrt«, vorlaut, ungezogen.

Selbstorganisation gelingt natürlich noch schlechter, wenn keine Prioritäten gesetzt werden können und jeder andere, auch nur subjektiv positiv bewertete Reiz »magisch« anzuziehen und abzulenken scheint.

Aufmerksamkeit kann bei Betroffenen mit ADHS offensichtlich nur dann aktiviert werden bzw. eine »innere Wachheit« ist nur dann gegeben, wenn das, was gerade macht wird oder ein Gegenüber, rein gefühlsmäßig spontan positiv bewertet wird.

ADHS – das Syndrom der Extreme

Kinder, Jugendliche und Erwachsene mit ADHS haben somit oft eine unglaublich gute Aufnahmefähigkeit und Gedächtnisleistung – aber eben für alles »Spannende«, auch und besonders für Fehler anderer Personen!
Bei Eigeninteresse können sie sich derart extrem konzentrieren, dass die Welt um sie herum regelrecht zu versinken scheint im »Hyperfokus« (z. B. am PC, beim Bauen mit Lego, beim Erlernen einer faszinierenden Sportart).
Jedoch können sie sich schlecht von dieser Situation auf eine neue (nicht so tolle) Situation umstellen.
Erscheint etwas jedoch schwierig oder langweilig oder ist die Person, mit der man zu tun hat, in irgendeiner Form schwierig bezüglich beispielsweise der Wortwahl, im Tonfall, oder in der Mimik, erfolgt bei von ADHS Betroffenen ein willentlich nicht abbremsbarer sofortiger Stimmungsabfall mit einer sofortigen, geringeren Aktivierung der Aufmerksamkeit, der inneren Wachheit. Beobachtbar wird dann regelrecht ein »Wegdriften«, schlagartiges Ermüden (mit Gähnen, sich Räkeln, mit irgendetwas spielen).
Dieses »Abschalten« des Gehirns bedeutet leider, dass dann der Zugriff zu dem im Langzeitgedächtnis gespeicherten Wissen nicht so gut möglich ist, unabhängig davon, wie alt, wie intelligent sie sind oder wo auf der Welt sie wohnen.
Kinder/Jugendliche und leider oft auch Erwachsene mit ADHS können erwiesenermaßen nur schlecht aus gemachten Erfahrungen und Fehlern lernen.

Was funktioniert anders bei ADHS?

> **Über mein Benehmen (Simon, 10 Jahre)**
> Dieses Thema ist sehr schwierig. Es wird immer nur bei Kindern von schlechtem Benehmen geredet, obwohl ich finde, dass manche Erwachsene sich noch viel schlechter benehmen. Benehmen ist, wenn man was machen darf und wenn man was nicht machen darf. Dafür bekommt man dann auch Noten. Ich folge so gut es geht, ich meine, ich versuche es, aber oft gelingt dies nicht. Ich interessiere mich für viele Dinge, eigentlich für alles, am meisten für Sport, aber auch für Tiere. Da ich mich für so vieles interessiere, weiß ich oft nicht, was das Wichtigste ist. Manchmal muss man auch ein paar Mal zu mir sagen, was ich machen soll, schreien hilft dann nicht viel.

Betroffene mit ADHS erleben keinen zuverlässigen Zusammenhang zwischen ihrer Bemühung und dem Handlungsergebnis, sie zeigen enorme Leistungsschwankungen.

Sie haben spontane Abrufschwierigkeiten, zum Teil Wortfindungsprobleme. Durch die bei diesem Wahrnehmungs- und Reaktionsstil mangelhafte Fähigkeit zum Vergleichen des aktuellen Erlebens mit früheren Erfahrungen entsteht zudem kein inneres Gefühl für Zeit und Zeitverlauf. Man lebt im »Hier und Jetzt« und damit in der Krise.

Bei der Unfähigkeit, sich situationsangepasst motivieren und aktivieren, überwältigend Erscheinendes abschwächen und die Initiative für die Erledigung von Routinen ergreifen zu können, erscheint es doppelt schwer, wenn man immer wieder hört, dass man offensichtlich nur »nicht will«.

Unerwartet ist irgendwann später plötzlich »jetzt«

Unangenehmes oder eine subjektiv als schwierig empfundene Aufgabe wird geschoben bis zum allerletzten Augenblick und dann unter »Hochdruck« erledigt. Aufgaben, die Zeitgefühl und Zeitplanung erfordern, können nicht angemessen eingeschätzt, geplant, von ausreichend langer Hand vorbereitet und entsprechend gründlich vorbereitet werden.

Erscheint eine Aufgabe aber dann subjektiv doch wichtig, ist eine durchgearbeitete Nacht, ein Aufstehen um 4.00 Uhr morgens »kein Thema«.

Zusammenfassung

- Bedingt durch den Wahrnehmungs- und Reaktionsstil bei ADHS wird jede Situation, Aufgabe, Mimik, Gestik »anders« wahrgenommen.
- Die Selbststeuerung bei ADHS gelingt deutlich besser bis sogar sehr gut, wenn etwas subjektiv interessant ist oder positiv bewertet wird (die motorische Unruhe ist dann meist vermindert oder gar nicht mehr vorhanden).
- Die Informationsverarbeitung an sich ist dann auch nicht gestört. (ADHS ist offensichtlich nicht eine Störung des Wissens, was man tun sollte, sondern des Anwenden-Könnens des Wissens, der erlernten Strategien in genau dem Moment, in dem dies erforderlich ist.)
- Durch die Tatsache, nicht kontinuierlich Zugriff auf Erfahrungen und Altwissen zu haben, gelingt die Umsetzung und Anpassung nur mangelhaft.
- Nichts ist so spannend wie Fehler oder auch Probleme anderer!
- Theoretisch oder wenn jemand in Not ist, kann ein Kind mit ADHS alles – nur nicht im Alltag für sich selbst.
- Das Problem bei ADHS ist, dass die Aufmerksamkeit für weniger subjektiv Interessantes nicht sofort und vor allem situationsangepasst aktiviert werden kann. Somit ist es nicht möglich ist, dauerhaft aufmerksam zu sein.
- Die Selbstregulierungs- und Steuerungsschwäche bezieht sich auf Affekte, Motivation, verbale Äußerungen, motorische Kontrolle (auch die der Augen, des Blicks – das typische »Hinschauen« erfolgt oberflächlich, abtastend, »überhüpfend«).
- Nur subjektiv Spannendes, Neues, Erwünschtes kann sofort vollständig sinnerfassend und bedeutungsstiftend gehört oder gesehen und erinnert werden.
- Eine schnelle Aufmerksamkeitsverschiebung ist normalerweise nicht möglich; sofort kann nichts erledigt werden (außer bei hohem Eigeninteresse).
- Ein ständiger Austausch mit dem »inneren Lexikon« ist nicht möglich. Bis ein Lerninhalt wirklich »sitzt«, ist viel Wiederholung nötig.
- Eine automatische »innere Uhr« läuft nicht mit.
- Auf plötzliche Veränderungen und Hektik erfolgen immer heftigste Reaktionen (wenn nicht als Protest geäußert, dann als Blockade erlebt).

Was funktioniert anders bei ADHS?

- Bei Eigeninteresse wird die Aufmerksamkeit im »Hyperfokus« sehr gut, extrem – alles andere scheint unwichtig zu werden.
- Viele (aber nicht alle!) Betroffene mit ADHS können als reizoffene »Multitasker« viel gleichzeitig, manche nur immer eine einzige Sache.

Kinder, Jugendliche und Erwachsene mit deutlich ausgeprägter Symptomatik des ADHS reagieren daher grundsätzlich »anders« als Nicht-Betroffene.

Sie wirken schwer einschätzbar, widersprüchlich, z.T. launenhaft, scheinen ständig ihre Grenzen ausloten zu müssen. Sie haben die typischen Schwierigkeiten, Regeln einhalten zu können, Schemata höherer Ordnung zu entwickeln, ausreichend vollständig Konzepte, Strategien und Lernoperationen zu erfassen.

Durch die suboptimale Netzwerknutzung des Gehirns ist es ADHS-Betroffenen nicht möglich, weitgehend gleichmäßig umfassend und systematisch Informationen oder Aufforderungen sofort sinnerfassend und bedeutungsstiftend zu erfassen. Entsprechend entstehen Schwierigkeiten, mit Aufgaben zurechtzukommen, wenn die Menge und Komplexität steigt, nicht aber gleichzeitig der Motivationscharakter. Probleme tauchen ergänzend auf, wenn die Geschwindigkeit gesteigert und dennoch Gründlichkeit, Exaktheit und strukturiertes Arbeiten gefordert wird.

Ein typisches Problem dazu ist vor allem bei Jungen das mangelhafte »Dosieren können« grober Kraft in der graphomotorischen Umsetzung beim Schreiben und Malen. Bei langem Schreiben wird die ohnehin verkrampfte Stifthaltung noch verkrampfter, das Schreiben mühsam, die Schrift »krakelig«. Die Hand ermüdet, verkrampft und schmerzt sogar oft. Insbesondere zum Schluss eines Diktats, eines Aufsatzes passieren Fehler, die wirklich nicht beabsichtigt sind.

Die Entwicklung einer normalen Selbstregulation bedeutet, das Leben automatisch (sich immer besser anpassend) bewältigen zu können mit den Fähigkeiten

- abstoppen zu können (frühes Kindesalter)
- immer den richtigen Signal- oder Hinweisreiz finden zu können (Kleinkindalter), der einen (gelernten) Gedankenablauf anstößt, verautomatisiert und eine Handlung folgen lässt (z.B. Abstoppen an der Bordsteinkante mit entsprechendem Schauen nach links, rechts, links vor dem Überqueren der Straße)
- abwarten zu können (Vorschulalter)

- Verhalten (verbal/nonverbal) verändern zu können, wenn neue Aspekte dazukommen (Vorschulalter)
- Denken vom Gefühl trennen zu können (Schulalter)
- Verhalten (verbal/nonverbal) auswählen zu können
- auf ein Ziel hinarbeiten zu können (spätestens Schulalter)
- Alternativen in Betracht ziehen zu können (Schulalter)
- Erfahrungen von Reaktion (-swunsch) trennen zu können (Vorschulalter)
- die Perspektive wechseln zu können – unter Einbezug der Erfahrungen (spätestens mit zwölf Jahren)

Bei Betroffenen mit ADHS entwickelt sich dies alles nicht einfach von allein. Bei ADHS muss alles vielmehr mühsam mit kognitiver und willentlicher Kompensation gelernt und verautomatisiert werden – mit unzähligen Wiederholungen, manchmal Jahre dauernd.

Von ADHS Betroffene erkennen sich in vielen Aspekten der Dysregulation bei der autonomen Selbststeuerung wieder. Ihnen ist es warm, wenn es anderen kalt ist und umgekehrt, Nähe ist nur ertragbar, wenn sie darauf eingestellt sind. Woher der blaue Fleck kommt, den sie sich bei einer »Schusseligkeit« zugezogen haben, wissen sie nicht – aber schon die erste unangekündigte Impfspritze kann Panik vor bevorstehendem kurzen Schmerz auslösen. Als »Kleine« haben sie ganz viel Durst, als »Große« vergessen sie oft zu trinken.

Literaturempfehlung:
Ausführlich wird speziell dieser Aspekt in den Büchern C. Neuhaus beschrieben. Neuhaus, C.: Der hyperaktive Jugendliche – Erwachsenwerden mit ADHS, Urania-Ravensburger, 2000, und mit Checkliste im Buch: Laß' mich, doch verlaß' mich nicht – ADHS und Paarbeziehung, dtv, 2005.

7 Die leider etwas »andere« Entwicklung im Lebensverlauf

Vergleicht man die Schilderungen über viele Entwicklungsverläufe, die typischen Meilensteine der Entwicklung in ihren vielen Facetten, fragt man sich, warum nicht doch schon viel früher wenigstens Verdachtsdiagnosen gestellt und zielführend unterstützt werden. Bis zum Eintritt in die Schule passiert oft schon viel oder sogar zu viel.

Kritiker und Skeptiker verweisen darauf, dass vieles ja noch im Bereich der normalen Variabilität anzusiedeln sei, vor allem junge Kinder sogenannte Umbruchphasen haben, starkes Fremdeln mit 7–9 Monaten üblich ist, Trotzgeschrei mit 18 Monaten ebenfalls.

Deutlich mit ADHS betroffene Kinder fremdeln aber auch als Träumerchen kaum oder gar nicht, nur ganz heftig aber z. B. bei irgendeiner spezifischen Person und dies anhaltend. Trotzen läuft oft mit extremem Geschrei, auf den Boden werfen etc. ab oder hört nie auf.

Der Versuch der Gegenüberstellung Betroffener und Nicht-Betroffener mit ADHS soll aufzeigen, warum so viele Chancen der frühen Hilfe vertan werden durch Bagatellisieren oder durch die Suche nach »Schuld« bei den Eltern, der Gesellschaft, den Medien etc.

Säuglingsalter

Im Säuglingsalter sind sehr frühe Symptome eines später mit ADHS diagnostizierten Kindes (die in diesen Fällen meist männlich sind) Unruhe bereits im Mutterleib, bisweilen so heftig, dass die Kindsbewegungen sogar Schmerzen verursachen können.

Direkt nach der Geburt reißen viele dieser Kinder sofort die Augen auf und brüllen. In seltenen Fällen wird im Unterarmstütz der Kopf in der ersten Stunde nach der Geburt gehoben. Sie sind in den ersten drei Monaten oft sehr unruhig, schreien sehr viel, gelten oft als »regulationsgestörte« Babys. Beim Schreien krümmen sie sich nach hinten oder zur Seite, geraten bei oft hohem Muskeltonus in eine starke Anspannung.

Sie können sich nicht selbst beruhigen, trinken oft gierig, schlucken dabei auch Luft, spucken viel.

Diese schon sehr fordernden regulationsgestörten Babys wollen und müssen in den schlimmsten Stunden ihrer Verzweiflung getragen werden.

Typischerweise zeigen diese Kinder zusätzlich deutliche Symptome eines eigenwilligen Thermoempfindens. Sie werden ausgezogen schnell steif (vor empfundener Kälte), bekommen marmorierte Händchen, reagieren stark auf kalte Hände. Viele zeigen sich hypersensibel (im Hautkontakt) gegen bestimmte Fasern ihrer Kleidung (wie z. B. Schurwolle oder Polyacryl). Ein solches Kind schläft schlecht, eher wenig, wacht oft wieder auf, schreit. Viele wirken irgendwie nicht besonders »schmusig«. Auch eine »normale« Aufmerksamkeitsentwicklung entsteht nur bei seelischem und körperlichem Wohlbefinden. Sie ist aber nicht gut messbar, eher beobachtbar, wobei schon mehrfach versucht wurde, Entwicklungsmodelle zu beschreiben. Der Aspekt der frühen Bindungserfahrung und Interaktion für die Entwicklung von Aufmerksamkeitskapazität, Motivation und Impulskontrolle überwiegt dabei seit Jahren, geleitet von der Hypothese, dass alles »klappt«, wenn dies positiv ausfällt. In älteren Stufenmodellen blieb man noch mehr bei dem, was beobachtbar war.

So sind Babys normalerweise im ersten Lebensjahr durch starke Reize (mit subjektiven Vorlieben) leicht ablenkbar zwischen dem 9. und 18. Monat, in der sogenannten Unsicherheitsphase wechselt dies z. B. zwischen Konzentration im Spiel mit sofortiger Ablenkung durch z. B. Worte von Erwachsenen.

Kinder mit ADHS können oft schon in den ersten Lebenswochen ungewöhnlich lang etwas, vor allem eine interessante Person, anschauen, werden vor allem ablenkbar, wenn es »zu viel« wird.

Viele wirken an sich zunächst sehr sonnig, wach, aufgeweckt, faszinierend, sind offensichtlich nur wirklich an dem interessiert, was »die Großen« machen, womit sie umgehen (Löffel, Becher). »Babyspielzeug« interessiert nicht.

Ein solches Kind ist jedoch oft sehr schnell überreizt mit der Folge plötzlichen Abwehrschreiens oder Quengelns, nachdem es Sekunden zuvor noch quietschvergnügt wirkte. Es ist ein regelrechter Seismograph für den Gefühlszustand der Eltern und reagiert entsprechend!

Es will früh »selbstbestimmt« sein und hat dann unglaublich viel Kraft und Geschicklichkeit, wenn es etwas im »Hyperfokus« haben/machen will.

Bereits jetzt entwickelt sich ein Leitsymptom, das sich durchzieht: auf plötzliche Veränderungen wird heftig reagiert, alles unerwartet Neue wird erst einmal abgelehnt.

Viele erscheinen schon früh pflegeschwierig beim Anziehen, Baden, Gesicht eincremen, Haare waschen. Viele versuchen ganz früh in die »Senkrechte« zu kommen, heben früh den Kopf, ziehen sich hoch, laufen oft schon deutlich vor dem 1. Lebensjahr. Wenn sie laufen können, rennen sie eher und klettern auf Gegenstände, oft ohne beobachtbar jegliches Gefühl für Gefahr. Viele überspringen die Krabbelphase oder krabbeln erst nach dem Laufenlernen.

Tab. 1: Das erste Lebensjahr – Psychomotorische Entwicklung

Psychomotorische Entwicklung	Normale Entwicklung (Holle, 1992)	ADHS (Neuhaus, 2003)
Kopfkontrolle	Stabil mit 4–6 Monaten	Kopf heben aus Bauchlage z.T. ab dem 4. Lebenstag – oft früh auffallend stabil mit 2–3 Monaten
Reflexe	In aller Regel seitengleich auslösbar – gleichbleibend	Oft diskret wechselnde Reflexmuster
Greifen	Zielsicher mit 10–12 Monaten, essen mit 1 Jahr alleine mit dem Löffel	Zielsicher bei Interesse oft schon vor 6 Monaten, essen jedoch noch mit 4 Jahren am liebsten mit der Hand
Sitzen	Frei mit 8–10 Monaten, beginnendes Stehen mit 4–6 Monaten,	Frei oft schon mit 6 Monaten, stehen wollen oft schon mit 6–8 Wochen,
Stehen/Laufen	Hochziehen mit 8–10 Monaten, freies Laufen mit ca. 1 Jahr	Hochziehen mit 6–7 Monaten, frühestes freies Laufen mit 7 Monaten und beginnendes Klettern!

Solche früh auffallenden Säuglinge beeindrucken durch ihre rasch wechselnde Mimik. Sie können plötzlich schlagartig älter wirken, sind überhaupt jeden Tag ein bisschen »anders«. Viele sprechen schon sehr früh. Etwa ein Viertel der Kinder mit ADHS beginnt jedoch deutlich später mit dem Sprechen (etliche zeigen später auch Sprachentwicklungsauffälligkeiten).

Tab. 2: Das erste Lebensjahr – Sprachentwicklung

Sprachproduktion	Normale Entwicklung (Cooke & Williams, 1992)	ADHS (Neuhaus, 2003)
1. Monat	Laute	Laute/Schreien
2.–6. Monat	Lachen, Schreien, Quietschen	Dito; und ab dann: macht viel Geräusche
6.–9. Monat	Papa, Mama, imitiert Sprachlaute	V. a. bei hoher Begabung: Mama mit 4 Monaten gezielt, auch mehrere benennende Wörter vor dem 1. Geburtstag
9.–12. Monat	Anpassung des Lautbilds an die Umgangssprache	Dito; Einwortsätze z.T. ab 10. Monat oder »eigene Sprache«

Tab. 3: Das erste Lebensjahr – Sprachverständnis

Sprachverständnis	Normale Entwicklung (Cooke & Williams, 1992)	ADHS (Neuhaus, 2003)
1. Monat	Reagiert auf Geräusche	Dito, oft verblüffend schnell
2.–9. Monat	Wendet sich Stimme zu	Oft ab 1. Lebenstag
9.–12. Monat	Reagiert auf Redewendungen	Reagiert nur auf subjektiv Erwünschtes

Für dieses »Aufgewecktsein« werden die ganz Kleinen mit ADHS oft früh schon sehr bewundert, bekommen nicht nur aus ihrer Kernfamilie viel Zuwendung.
Aber ab dem Zeitpunkt der Fähigkeit, die Umwelt immer besser rutschend, stehend, laufend »erobern« zu können, wird das »Aufgewecktsein« anstrengend für die Umgebung.

Tab. 4: Die Entwicklung der basalen psychischen Funktionen in den ersten beiden Lebensjahren – Kognition

Sensomotorische Entwicklung	Normale Entwicklung (nach Piaget)	ADHS (Neuhaus, 2003)
bis 1. Monat	Ererbte Anlagen: Reflexe, Instinkte, subjektives Objekt	Dito
1.–6. Monat	Erste Erwerbungen: primäre Zirkulärreaktionen, erste Bildung von Schemata, differenzierte Wahrnehmung, Empfindungskoordination	Dito Beobachtbar bereits »Hyperfokussierung« bei Interesse, Umstellungsschwierigkeiten
6.–8. Monat	Wiederholung einer Handlung am Objekt, wenn Reaktion erfolgt, die aufhört, wenn Objekt verschwindet	Dito
12.–18. Monat	Verschwundenes Objekt wird gesucht, auch wenn es sichtbar woanders versteckt wird	Oft deutlich früher
18.–24. Monat	Objekte sind unabhängig von Handlungen	Dito; oft verblüffend jetzt schon: der gute Orientierungssinn

Kleinkindalter

Im Kleinkindalter scheint ein solches Kind mit ADHS buchstäblich alles zu sehen und zu hören, was es eben jetzt gerade subjektiv neu und interessant empfindet. Es kann »verloren gehen«, wenn es irgendetwas sehr attraktiv findet, scheint äußerst unternehmungslustig. Unwiderstehliche Impulse können nicht, wie bei anderen Kindern, etwa bis zum 30. Monat allein durch Hirnreifung gestoppt werden.

> Ein 3-jähriges, (sichtlich) nicht von ADHS betroffenes Kind bekommt in einer Apotheke einen Lutscher geschenkt. Die Mama meint: »Die Oma kocht gerade Abendbrot. Kannst Du Dir den Lolli als Abendbrotnachtisch aufbewahren?« Der Kleine schaut den Lolli an, dann wendet er sich der Mutter zu, nickt und gibt ihr den Lutscher.

So etwas ist einem Kind mit ADHS weder mit drei Jahren noch mit fünf, sieben oder zehn Jahren möglich. Es wird zudem sehr ungehalten, wenn man seine spontanen Ideen nicht sofort erahnt, versteht, oder wenn es nicht sofort artikulieren oder umsetzen kann, was es jetzt auf der Stelle möchte.

Tab. 5: Sprachentwicklung im Kleinkind- und Vorschulalter

Sprachproduktion	Normale Entwicklung (Cooke & Williams, 1992)	ADHS (Neuhaus, 2003)
12.–15. Monat	Einwortsätze, Silbenzuordnung »dada«	Nicht nur bei hoher Begabung oft akzelerierte Sprachentwicklung, Mehrwortsätze, grammatikalisch auffallend gut (oder im Gegenteil deutlich verzögerte Sprachentwicklung)
18.–21. Monat	Zwei-/Mehrwortsätze, »ich« gegen Ende des 2. Lebensjahres	Dito, Lieblingswort »leine« (allein!), »nein«, macht ständig Geräusche

Tab. 5 (Fortsetzung): Sprachentwicklung im Kleinkind- und Vorschulalter

Sprachproduktion	Normale Entwicklung (Cooke & Williams, 1992)	ADHS (Neuhaus, 2003)
2.–3. Jahr	Verwendet Mehrzahl, fragt, sagt Vor- und Nachnamen	Dito, beginnt, immer wieder dasselbe zu fragen, spricht ständig Hauptbezugspersonen an
3.–4. Jahr	Benennt Gegenstände	»Babbelt« oft schon mit 2 Jahren wie ein wesentlich älteres Kind
4.–6. Jahr	Grammatik korrekt	Oft wesentlich früher, oft »hochdeutsch« sprechend (ca. 1/3 hat massive Sprachentwicklungsverzögerung)

Tab. 6: Sprachverständnis im Kleinkind- und Vorschulalter

Sprachverständnis	Normale Entwicklung (Cooke & Williams, 1992)	ADHS (Neuhaus, 2003)
12.–15. Monat	Befolgt Aufforderungen	Dito, wenn es Lust hat
15.–18. Monat	Versteht Tätigkeitsworte und Namen vertrauter Dinge	Dito, oft bereits mit 8–10 Monaten
18.–24. Monat	Versteht Satzstrukturen	Dito, meist früher
2.–4. Jahr	Definiert Wörter	Dito, meist früher
4.–6. Jahr	Versteht grammatikalische Formen	Dito, meist früher

Der Mund bleibt lange die »dritte Hand«. Alles wird angefasst oder in den Mund gesteckt. Die Unfallhäufigkeit nicht nur durch Stürze ist hoch, mit Verbrennungen, Verbrühungen oder Schlucken von Dingen, die eben herumliegen.

> Die kleine Dame ist 22 Monate alt und sehr aktiv. In der Sporthalle ist sie – keiner weiß wie – über ein Kastenteil auf den Schwebebalken geklettert, über den sie rennt!

Jetzt zeichnet sich schon ab, dass schlecht oder gar nicht aus Erfahrung gelernt wird. Auch Kleinkinder mit ADHS lassen sich oft überhaupt nicht gerne anziehen, kämmen oder die Zähne putzen, mögen oft nicht alleine essen oder nur mit sehr eigenwilligen Methoden. Sie sind sehr gut zu haben in 1:1-Situationen ohne Zeitdruck.
In diesem Alter fällt schon die extreme Personenbezogenheit auf. »Nervig« kann die ständige Produktion von irgendwelchen Geräuschen werden. Sehr gefährlich wird es dann allerdings, wenn es plötzlich still ist. Dann ist irgendetwas in den »Hyperfokus« geraten und man muss schnell schauen, was das Kind gerade tut.
Auch im positivsten Beziehungskontext wird es schlicht anstrengend – und das Kind versteht nicht, was es dauernd falsch macht.

Vorschulalter

Im Vorschulalter wird meist am auffälligsten, dass die Bezugsperson dauernd angesprochen, immer wieder dasselbe gefragt wird, oder plötzlich etwas ganz anderes zum Thema wird.
Das Kind nimmt meist höchst ungern den Stift in die Hand, ist im Umgang mit Esswerkzeugen, mit der Zahnbürste oder mit der Schere eher unbeholfen. Es bekommt aber immer hin, was es möchte, egal was – kann zum Beispiel das Frühstück richten oder Feuer machen.
Es trödelt deutlichst bei Uninteressantem, bei Routinen, ist aber blitzschnell zur Stelle, wenn es etwas interessiert (kann einfach dazwischen platzen, mit Worten oder Taten, baut z. B. in der Bauecke einfach mit, ohne vorher zu fragen).

Es kann schlecht für sich spielen oder aber ganz versunken und ausdauernd, wenn es von etwas fasziniert ist. Mit Gleichaltrigen zeigen sich jetzt meist vermehrt Probleme. Spielregeln werden plötzlich verändert, wenn es so aussieht, als könnte das Kind mit ADHS verlieren, oder das Spiel wird gar vom Tisch gefegt.
Es widerspricht oft Erwachsenen, oppositionelle Verhaltensweisen bringen den typischen Satzanfang »Ja, aber ...« mit sich.

Wirklich nicht nur ungezogen?

Ein solches Kind kann rasch Chaos veranstalten, braucht alles, kann aber nicht aufräumen. Es bewegt sich gern, turnt und hampelt herum, kann beim Toben wie schon im Kleinkindalter kein Ende finden, sich nicht »herunterregulieren«, d. h. die lustige Balgerei mit Papa abends endet im Geschrei.
Solche Kinder sind interessiert für alles so »nebenher«, aber nicht für das, wofür sie sich interessieren sollen. Oft verblüfft bereits vor dem 2. Lebensjahr der gute Orientierungssinn.
Immer deutlicher werden die erheblichen Schwierigkeiten, Regeln zu erlernen und von sich aus einhalten zu können, von Erfahrungen zu profitieren. Die Kriterien der Schulreife, nämlich abwarten zu können, bis man an der Reihe ist, und eine Frustration auszuhalten, werden nicht erfüllt – auch wenn der Erziehungsstil klar und konsequent ist!
Sehr gut lernt ein Kind mit ADHS aber Schimpfworte, die andere sagen, schlechte Angewohnheiten des Gegenübers. Es muss offensichtlich alles hören und sehen, was neu, interessant und spannend ist, kann aber auch nur all dies sehen und hören.
Es fordert manchmal unverständlich oft ein, immer wieder dieselbe Kassette oder die Geschichte zu hören oder will denselben Film sehen. Es spielt am liebsten immer wieder dieselben Rollenspiele (hierbei wiederholt es unbewusst, übt ein, wie es das eigentlich braucht). Ansonsten wird jetzt die Vergesslichkeit offensichtlicher, die Tendenz, Gegenstände zu verlieren, schusselig zu sein.
Der zunehmend beständige Realitätsabgleich erfolgt in der normalen Entwicklung ab dem 3. Lebensjahr – nicht so bei ADHS.

Ein Selbstkontrolldefizit bezüglich der Körperfunktionen besteht oft auch

Es wird häufig nachts noch nicht sauber. Offensichtlich hat es größte Schwierigkeiten beim Toilettengang und merkt diese Notwendigkeit meist erst, wenn es gerade am Tisch sitzt oder mit den Eltern im Auto losgefahren ist.

Und trotzdem ungewöhnlich positiv

Schon im Kleinkind- und im jungen Vorschulalter wird eine extreme Hilfsbereitschaft erkennbar, wenn die Hilfsbedürftigkeit von jemand erkannt wird. Häufig und typischerweise zeigt sich eine ausgeprägte Liebe für Tiere und Natur sowie ein ausgeprägter Gerechtigkeitssinn nicht nur für sich, sondern auch für andere. Ist es sehr begabt, verblüffen mit Schuleintrittsalter manche Aussagen:

> »Mein Kopf fühlt sich an wie eine schrumpelige Walnuss« (als er etwas nicht abrufen kann).
> »Mein Kopf ist zu klein für so viele Gedanken – es kommt immer noch was dazu und es hört gar nicht auf«.
> »Ich kann die Gedanken nicht aussortieren, alles ist gleich wichtig, ich kann sie gar nicht löschen wie auf dem PC«.
> Lukas, 7 Jahre, ADHS mit Hochbegabung

Tab. 7: Entwicklung des Denkens im Kleinkind- und Kindesalter – verbale Intelligenz

Verbale Intelligenz	Normale Entwicklung (nach Piaget)	ADHS (nach Neuhaus, 2003)
2.–6. Lebensjahr	Präoperative Repräsentation (d.h. Denken ist noch ganz stark an Affekte gebunden)	Dito – und besteht weiterhin! (weil das Kind ein Bonbon möchte, steigt es auf den Küchentisch)
	Verinnerlichung von Handlungen erfolgt in Form von noch nicht umkehrbarem Denken (A > B)	Bleibt noch lange bestehen (»vom Handlungsakt zum Denkakt«) Bleibt noch lange bestehen
	Animismus bestimmt das Denken (d.h. alles, was sich bewegt, lebt)	
	Artifizialismus ebenso (d.h. Mama ist schuld daran, dass es regnet)	Bleibt noch lange bestehen
	magisch-animistische Partizipation (d.h. Verwechslung von Phantasie und Realität)	Bleibt noch lange bestehen
6.–11. Lebensjahr	Konkrete Operationen (d.h. anschauliches Denken)	Bleibt noch lange bestehen
	Denken wird umkehrbar (wenn A > B, dann B < A), einfache Operationen bzgl. Klassen und Relationen werden möglich	Dito
	Zeitvorstellung ca. 1 Tag	Leben im »Hier und Jetzt« besteht lebenslang

Tab. 8: Entwicklung der Orientierungsfähigkeit im Kindesalter

Orientierung	Normale Entwicklung (nach Piaget)	ADHS (Neuhaus, 2003)
Räumlich	In der bekannten Umgebung im Vorschulalter, stabil mit 8–9 Jahren	z. T. bereits mit 18 Monaten aktiv!
Zeitlich	Ab dem 8. Lebensjahr	Nie

Grundschulalter

Im Grundschulalter kann das Kind immer noch nur aufräumen, wenn man dabei ist und unaufgeregt Anleitung zum »strategischen« Aufräumen gibt (wie auch schon in den Jahren zuvor).
Es kann von sich aus den Ranzen nicht in Ordnung halten. Auch Materialien für die Schule vergisst es, verliert Mützen, Handschuhe etc., zerbeißt Stifte, zerkrümelt Radiergummis, scheint ständige Kontrollen und Anleitung zu brauchen. Zettel, die unterschrieben werden sollen, gelangen weder zu den Eltern noch zurück an die Schule. Vor allem als Junge schreibt es verkrampft, »krakelig«, vergisst auch schnell zu Beginn des Schreibenlernens die Buchstabengestalt wieder (z. B. während einer Woche Ferien). Es braucht offenkundig viel Wiederholung, bis es sich etwas merken kann, was nicht so einfach aufzunehmen ist.
Eine Aufgabe kann vom Grundschulkind mit ADHS nur bearbeitet werden, wenn sie vollständig aufgenommen worden ist. Bei wenig interessanten oder schwierigen Informationen ist in aller Regel nur ein Drittel oder ein Viertel für es davon aufnehmbar. Wenn dann andersartig erklärt wird, wird wieder nur so wenig aufgenommen. Wird der Sachverhalt dann »gereizt« erklärt, ist dem Kind mit ADHS eine Aufnahme der Information tatsächlich überhaupt nicht mehr möglich.
Das Grundschulkind zeigt deutlich, dass es klarste Regeln und Strukturen braucht. Aufforderungen müssen freundlich, fest, eindeutig und prägnant erfolgen, nicht als Frage mit gleichzeitiger Notwendigkeit einer Entscheidung (»Würdest Du jetzt lieber erst ... oder ...?«). Alles, was es tun soll, muss angekündigt werden – kurz, knapp, ohne »Hast Du ge-

hört?« daran zu hängen und vor allem ohne (!) es aufzufordern, einen dabei anzuschauen.
Das Grundschulkind mit ADHS kann nicht im Rahmen der Freiarbeit oder mit Wochenplan selbstständig und selbstmotiviert arbeiten. Es verträgt vor allem keinen ständigen Sitzplatzwechsel während des Schuljahres.

> In offenen Arbeitsformen, wie z. B. der Stationsarbeit, erfüllst du die an dich gestellten Anforderungen bisher nur teilweise. Nicht immer beachtest du die besprochenen Anweisungen, auch das zielgerichtete zügige Arbeiten bereitet dir manchmal Schwierigkeiten. Hier fehlt es dir insgesamt noch an Übersicht und Ausdauervermögen.
> (Aus dem Zeugnis eines Viertklässlers)

Es hat extreme Schwierigkeiten mit nicht deutlich angekündigten Übergängen und Wechseln im Unterricht (merkt diese meist gar nicht).
Es kann Hausaufgaben nicht von der Tafel abschreiben, wenn nicht ein eindeutiges Signal dafür gegeben wurde oder gar bereits das Klingelzeichen zum Beenden der Stunde ertönt ist. Kontrolle dieser Aufschriebe ist für die meisten dieser Kinder in der Grundschule und zu Hause Voraussetzung dafür, dass ein Lernen bzw. Lernverhalten entsteht.
In diesem Alter entwickeln die Kinder auffallend schnell nicht nur »die Ausrede der Ausrede«, sondern beginnen z.T. schon zu tricksen, zu schwindeln. Wenn sie jedoch etwas wollen, stellen sie immer wieder dieselbe Frage oder kommen beharrlich stur zum Thema zurück. Verstärkt registriert man aber auch, dass sie plötzlich von etwas ganz anderem reden, während man selbst noch mit ihnen eine Sache zu Ende besprechen will.
In diesem Alter trauen sich die Kinder bei subjektivem Interesse alles zu – und erbringen auch immer wieder verblüffende Einzelleistungen, wenn sie nicht schon durch eine lange Misserfolgsgeschichte ängstlich, depressiv oder beides sind.
Hypersensibel, wie sie sind, können sie mit Hänseleien, Verniedlichung ihres Namens oder irgendwelchen Kränkungen nicht umgehen (und »rasten dann sofort aus« oder »klappen beleidigt zu«).
Am liebsten würden sie ihr Leben mit ca. 10/11 Jahren alleine in die Hand nehmen. Jede negative Erfahrung, vor der man sie eigentlich be-

wahren will, müssen sie offensichtlich selbst machen und lernen kaum daraus.
Oft wird am Ende des Grundschulalters und noch lange in der Pubertät ein solches Kind, ein solcher Jugendlicher, wie folgt beschrieben:

- wirkt für sein Alter immer noch enorm »emotional überlagert«
- »krause« Phantasie und für uns nicht nachvollziehbare Vorstellungswelt (erzählt manchmal verworrene Geschichten)
- beim Nacherzählen von Geschichten oder Begebenheiten keinerlei roter Faden zu erkennen; kann das Wesentliche nicht herausfiltern; kann beim Erzählen unsicher bis angespannt wirken
- teilweise sehr subjektiv und unrealistisch in der Einschätzung von sich und seiner Situation
- bemerkenswertes Wertesystem (nur die Topleistung zählt)
- Dinge, mit denen er sich schwer tut, werden so weit wie möglich negiert
- so unbeschwert er wirkt, tauchen immer mehr Hinweise auf, dass sein Selbstbewusstsein irgendwo stark »angeknackst« sein muss

Tab. 9: Entwicklung sozialer Kognitionen im Kindesalter – Personenwahrnehmung

Personenwahrnehmung	Normale Entwicklung (nach Biermann, 1998)	ADHS
Präoperationale Stufe (Kleinkind – Vorschulalter)	Bei »Typisierung« einer Person wird nur eine Verhaltensdimension oder Eigenschaftsgruppe zur Konzeptbildung herangezogen. In der egozentrischen Position werden widersprüchliche Informationen ausgeblendet. Das Vorwegnehmen von Gefühlen und Motiven anderer ist nur schwer möglich bei »magischer« Interpretation.	Dies entwickelt sich bei ADHS genauso und bleibt bestehen! Eigenes Wissen wird anderen Personen unterstellt, verliert sich nicht ab dem 5. Lebensjahr

Tab. 9 (Fortsetzung): Entwicklung sozialer Kognitionen im Kindesalter – Personenwahrnehmung

Personen-wahrnehmung	Normale Entwicklung (nach Biermann, 1998)	ADHS
	Globale, eindimensionale Beurteilung (gut/böse) erlaubt nur geringe Vorhersagekraft sozialer Prozesse	
Konkret-operationale Stufe (im Grundschulalter)	Beziehungen werden entdeckt zwischen unterschiedlichen Konzepten mit Integration und Organisation auch von Widersprüchlichkeiten in hierarchischen und zeitlichen Systemen; auch mit Aufdeckung über Beobachtungen verdeckter Motive und Hintergründe im Erfahrungslernen – erlaubt immer bessere soziale Vorhersage	Dies entsteht nur bedingt und sehr verzögert, die soziale Vorhersage bleibt kontextgebunden-naiv
Abstrakt-operationale Stufe	Abstrahierende Konzeptbildung; mehrdimensionale Perspektiven können einbezogen werden; hypothetische Präpositionen (»Was wäre, wenn...«); differenzierte und gut integrierte Konzepte mit schlüssigen Annahmen über Motive, Gefühle, Gedanken anderer → gute soziale Vorhersagen	Bei Interesse entwickelt sich dies auch Entstehen leider nur beim Grübeln Entsteht definitiv nicht Soziale Vorhersagefähigkeit bleibt eingeschränkt

Normalerweise entsteht ab Ende der
- Grundschulzeit die Fähigkeit zur Perspektivenübernahme,
- in der Pubertät die Fähigkeit zur Selbstreflexion,
- in der Adoleszenz die Fähigkeit zum Selbstempfinden und zur Selbstevaluation,

basierend u. a. auf der Fähigkeit, aus Erfahrung lernen zu können.

Tab. 10: Entwicklung von Empathie im Kindesalter

Entwicklung von Empathie	Normale Entwicklung (nach Hoffmann, 1987)	ADHS
Vorschulalter	Globale Empathie (affektive Ansteckung)	Dito
	Egozentrische Empathie	Dito
Grundschulalter	Empathie für Gefühle anderer (emotionale Perspektivenübernahme bei Not) (Grundschulalter)	Dito
Ab dem 12. Lebensjahr	Empathie für die Lebenssituation anderer (soziale Perspektivenübernahme)	Entwickelt sich nicht!

Tab. 11: Entwicklung von Kausalität, Gewissen und der Fähigkeit, soziale Regeln einzuhalten

	Normale Entwicklung (nach Piaget)	ADHS
Kausalität	ab 4. Lebensjahr wird magisch-animistisches Weltbild von logisch-kausal-orientiertem Denken verdrängt	magisch-animistisches Weltbild bleibt lange bestehen; logisch-kausal-orientiertes Denken entsteht parallel bei Interesse

Tab. 11 (Fortsetzung): Entwicklung von Kausalität, Gewissen und der Fähigkeit, soziale Regeln einzuhalten

	Normale Entwicklung (nach Piaget)	ADHS
	Entstehung der Fähigkeit, Gefühls-/Erlebniswissen von Erfahrungswissen zu unterscheiden	Entsteht nicht!
Gewissensbildung	»Über-Ich«	Entsteht so nicht
Soziale Regeln werden eingehalten	Vormoralisch (d.h. weil sonst Strafe folgt, spezifische Machtverhältnisse bestehen, das eigene Bedürfnis dominiert im Sinn von Strafe ↔ Gehorsam) (Vorschulalter)	Bleibt erhalten
	Bei bekannten Bezugspersonen mit unterschiedlichen Normen (Grundschulalter) anhand	Wird erspürt
	übergreifender Gesellschaftsstrukturen mit prinzipieller Veränderbarkeit sozialer Normen beim Erkennen ethischer Prinzipien (Jugend- und Erwachsenenalter)	Wird erspürt, oft als ungerecht empfunden und bekämpft

Die typische Lerngeschichte

Im Kleinkind-, Vorschul- und Grundschulalter zeigen die Kinder mit ADHS, dass sie zu oft nicht in der Lage sind, der Situation entsprechend zu reagieren.

> Über ein rücksichts- und respektvolleres Verhalten gegenüber deinen Mitschülern, z.T. aber auch gegenüber deinen Lehrerinnen, würden wir uns sehr freuen. Du wirst dann spüren, dass deine Klassenkameraden deine netten Seiten schätzen lernen und gerne mit dir zusammenarbeiten und spielen wollen. Lege dir nicht immer selber Steine in den Weg und zeige uns, dass es auch anders geht, denn du hast ein gutes Gespür für die Befindlichkeiten deiner Mitmenschen.
> Der Übergang von einer Spiel- in eine Lernsituation fällt dir nicht leicht. Oft kommst du nach der Pause nicht rechtzeitig in den Unterricht. Beachte aufmerksamer das Klingelzeichen und sei in Zukunft pünktlich am Aufstellplatz.
> (Ein Zeugnis in der 3. Klasse)

Sie werden ermahnt, gerügt, korrigiert. Man droht ihnen mit Strafen und Negativkonsequenzen. Durch die Misserfolge und die vielen negativen Reaktionen vom Umfeld ergibt sich bei den Kindern eine subjektiv verminderte Handlungsmotivation. Dadurch vermindert sich ihre Konzentrationsfähigkeit und sie werden leichter ablenkbar, was zu weiterer Kritik von außen führt. Subjektiv problematische Situationen und Tätigkeiten werden entsprechend von den Kindern zunehmend vermieden, da sie diese mit ihrem Wahrnehmungsstil nicht bewältigen können.

> Problematisch hat sich dein Arbeits- und Lernverhalten im schriftlichen Bearbeiten von Handlungs- und Arbeitsanweisungen entwickelt. Dies ist auffallend seit den letzten Monaten zu beobachten. Du brauchst oft eine sehr lange Anlaufzeit, um mit der Arbeit zu beginnen, benötigst unangemessen viel Zeit, manchmal verweigerst du sogar vollkommen die schriftliche Durchführung. Es liegt nicht daran, dass du die Aufgabenstellung nicht verstanden hast. Überwiegend

> kannst du selbstständig schriftliche Arbeitsaufträge nachvollziehen und umsetzen. Es ist sehr schwer, dich zum Erledigen der erforderlichen Übungsaufgaben zu motivieren.
> (Fortsetzung: Ein Zeugnis in der 3. Klasse)

Die einen »kaspern« dabei, die anderen stören, die nächsten schimpfen oder schreien, wehren ab, diskutieren etc.
Darauf wird vom Umfeld typischerweise reagiert mit appellierendem Moralisieren; Verhaltensvorschriften oder Rügen führen bei den Kindern zu entsprechend zunehmenden Vermeidungsstrategien und Widerständen.
Und weiter heißt es im Zeugnis:

> Deine Mappen und Hefte solltest du noch ordentlicher führen. Nicht immer heftest du die Arbeitsblätter ab, auch unter deinem Tisch musst du mehr Ordnung halten! Die Hausaufgaben erledigst du zuverlässig und kümmerst dich um alle notwendigen Arbeitsmaterialien.

Aus dieser Misserfolgsspirale ergibt sich häufig schon früh eine gedrückte Stimmung, die allerdings speziell bei Kindern mit der lauten Symptomatik, die auch noch hyperaktiv sind, oft aggressiv oder trotzig bockend aussehen kann.
Im Umfeld wird immer besser erkannt, dass man wohl mit gutem Zureden, Erklärungen, mit Standpauken, aber vor allem auch mit Strafe, Androhungen und Strafmaßnahmen gar nichts erreicht.

Pubertät

Der Jugendliche mit ADHS probiert alles aus. Die Hypersensibilität in Kombination mit dieser Entwicklungsphase macht ihn noch kritikempfindlicher.
Kinder und Jugendliche mit ADHS können alles offensichtlich nur aus ihrer eigenen Sicht sehen und bewerten. Mit zwölf Jahren sind sie keinesfalls wie Gleichaltrige in der Lage, in den sogenannten Perspektiven-

wechsel zu gehen. Sie können sich auch nicht bei bekannten Bezugspersonen vorstellen, wie ihre Aussage oder Handlung ankommt und wie darauf reagiert werden wird.

Der Jugendliche mit ADHS zeigt nun die typischen Probleme der großen Beeinflussbarkeit, die die Reizoffenheit mit sich bringt. Wenn jemand aus seiner Sicht etwas Kompetentes sagt, gilt dies. Andererseits will er unbedingt »normal« sein. Irgendwann gibt es ein Jahr, in dem er oder sie völlig unerreichbar ist. Die Schwierigkeiten mit der defizitären Selbstorganisation und mit der fehlenden Fähigkeit, Zeit und Zeitverlauf abschätzen zu können, werden größer. Unangenehmes wird geschoben bis zum letzten Moment.

Tab. 12: Die kognitive Entwicklung in der Pubertät

Kognitive Entwicklung	Normale Entwicklung (nach Piaget)	ADHS (nach Neuhaus 2000)
11.–16. Lebensjahr	Formale Operationen (abstrakt-logisches Denken)	Entwickelt sich deutlich verzögert
	Zukunftsorientiertes Denken	Entwickelt sich deutlich verzögert
	Räumlich-zeitliches Denken	Entwickelt sich nur teilweise
	Nachdenken über Hypothesen, Aussagen, losgelöst von konkreten oder aktuellen Feststellungen	Ohne Interesse: deutlich verzögert; Bei Interesse: bereits im Vorschulalter
11.–16. Lebensjahr	Kognitive Fähigkeit zur Introspektion, Selbstreflexion	Bleibt rein egozentrisch
18.–21. Lebensjahr	Selbstevaluation	Ist realistisch nicht möglich!
Kognitive Sichtweise	Internale Kontrollüberzeugung	Externale Kontrollüberzeugung

Stressresistenz bedeutet aber:

- internale Kontrollüberzeugung
- persönliche Beteiligung
- Belastung wird als Herausforderung gesehen.

Ein Jugendlicher nach viel Erklärung und Strategietraining

> Wenn ich meine Sachen vergesse, macht das einen schlechten Eindruck. Lehrer, die das sehen, denken, ich sei am Unterricht nicht interessiert und sind auf mich schlecht zu sprechen. Für andere ist das auch nervig und sie glauben, dass ich meine Sachen nicht richten kann. Außerdem fließt das in die Noten mit ein. Und Ausreden wie »Ja, meine Eltern haben vergessen ...« nützen nichts, weil man selbst für seine Sachen verantwortlich ist. Wer seine Sachen oft vergisst, muss Zusatzaufgaben machen.
> Genauso wenig nützen Versprechungen wie »Ja, ich hab' es morgen«, auch wenn man es am nächsten Tag dabei hätte. Deshalb ist es besser, wenn man am Abend vorher alles ordnet, sonst gibt es wieder unnötigen Ärger. Dadurch gerät man in Stress und hat Scheißlaune, arbeitet schlecht. Wer seine Sachen erledigt und dabei hat, hat mehr Zeit für seine Freunde. Aber wer seine Hausaufgaben nicht erledigt, der kommt sehr schlecht durch die Schulzeit und kriegt einen Scheißjob. Die Schule geht zwar die halbe Kindheit, aber nicht das halbe Leben.
> (Johannes, 13 Jahre)

Die pubertäre morgendliche Anlaufschwäche ist bei ADHS ein großes Problem. Dabei vollbringt der Jugendliche oft verblüffende Einzelleistungen je nach Begabungsstruktur. Für andere oder für eine ganz spezifische Thematik kann er sich sehr engagieren, ist dann sehr fürsorglich, ordentlich, ausdauernd etc.
Im Notfall sind Kinder, Jugendliche und Erwachsene mit ADHS sehr reaktionsschnell, präsent, organisiert, strukturiert und ausdauernd.
Der Jugendliche kann oft andere sehr gut beraten, kann für andere alles – nur nicht für sich selbst.

Weder das Kleinkind noch das Vorschulkind, das Grundschulkind oder der junge Jugendliche können über ihre Gefühle, die sie ganz offenkundig sehr ausgeprägt haben, reden. Da der Spontanabruf nur bei positiver subjektiver Bewertung möglich ist, können sie direkt nach einer Situation nichts oder nur wenig berichten. Daher mögen sie es überhaupt nicht, ausgefragt zu werden.

Je älter Jugendliche mit ADHS werden, desto mehr können sie bestätigen, dass Lernen uninteressanten Stoffes für sie wirklich Qual ist. Oft ist ein Zuhören ohne Nebenbeschäftigung schwierig. Sie haben immer wieder das Gefühl, einen Kopf »wie ein Sieb« zu haben. Und leider wird Vermeiden, Mogeln und Lügen unausweichlich.

Sie haben das Gefühl, ständig ungerecht behandelt zu werden, zurückgesetzt zu sein. Daneben imponiert ein ausgeprägter Erlebnishunger. Aus zunehmender Angst jedoch, das Falsche zu tun, wird die ohnehin bestehende Entscheidungsschwäche noch größer.

Das kindliches Weltbild

Das kindliches Weltbild (nach Piaget), das als präoperativ, d. h. egozentrisch beschrieben wird, bleibt bei ADHS bestehen.

Vorstellung und Wahrnehmung sind normalerweise trennbar mit dem 11.–12. Lebensjahr – nicht bei ADHS!

In der langen Lerngeschichte der Misserfolge, der Vorhaltungen und der Androhungen entstehen hintergründig oft schon früh Verlust- und Existenzängste. Entwickelt ein Jugendlicher oder Erwachsener nun Sympathie für ein Gegenüber, wird das Gegenüber rasch regelrecht liebevoll »vereinnahmt«, kontrolliert. Eifersucht wird rasch Thema, ein typisches »Klammern« setzt ein.

Jugendlichen mit ADHS wird meist schon in der frühen Pubertät deutlich, dass sie in vieler Hinsicht »anders« sind als andere. Vor allen Dingen erscheint »Smalltalk« unmöglich, also etwas sagen zu sollen, nur um etwas zu sagen. Die Unsicherheit nimmt zu, man orientiert sich gerne an der Einschätzung anderer, findet das toll, was jemand anderes hat oder gut findet.

Immer markanter wird, dass ein echter Realitätsabgleich schwierig ist. Bei subjektivem Interesse und entsprechend impulsiv rascher Bewertung wird dann offensichtlich »aus fester Überzeugung« gehandelt.

Hintergründig werden ältere Jugendliche und junge Erwachsene, die im Verhalten vor allem im Kleinkindalter sehr schwierig, vorlaut und frech erschienen, zunehmend irritiert. Manche entwickeln sogar eine soziale Phobie.

Erwachsenenalter

Die Symptome der Aufmerksamkeitsstörung scheinen nun für das unwissende Umfeld Desinteresse, Arroganz, aber auch Faulheit oder Verrücktheit, im schlimmsten Fall sogar Dummheit zu sein, was nicht selten dann durch die Wiederholungen oder die sich selbst erfüllende Prophezeiung regelrecht verinnerlicht wird.
Der Erwachsene mit ADHS scheint oft nicht richtig zuzuhören, überhört Teile einer Information. Ihm ist es selbst lästig, wenn er im Autoradio die Nachrichten einschaltet, um Verkehrsmeldungen zu hören, sie aber »irgendwie« dann doch nicht mitbekommt. Oft Dinge zu verlieren oder zu verlegen, die man braucht, macht verzweifelt, auch wenn man plötzlich nicht mehr weiß, was man gerade noch erledigen wollte.
Der von ADHS betroffene Erwachsene verliert sich beim Arbeiten leicht in Details, statt das Wichtigste hintereinander zu erledigen. Er beginnt viel, führt es aber nicht zu Ende. Nach Ablenkung kann er nur mühsam zur begonnenen Aufgabe zurückkehren. Viele Betroffene merken nicht, dass sie überall alles liegen und stehen lassen und sind dann verwundert, darauf angesprochen zu werden.
Der Erwachsene mit ADHS kann durchaus Ordnung schaffen, aber schlecht Ordnung halten. Wenn Aufräumen in der Kinderzeit jedoch häufig mit Schimpfen verbunden war, wird es typischerweise als unangenehme Tätigkeit aufgeschoben.
Viele sammeln alles mögliche, können sich nicht davon trennen, sind der Meinung, die Gegenstände alle doch noch einmal zu benötigen. Zum Teil horten sie Dinge aber auch, weil damit Erinnerungen verbunden sind, die nur wieder belebbar erscheinen, wenn man den Gegenstand sieht.
Beim Lesen eines Textes rutscht der Blick von der Zeile, was schnell als normal betrachtet wird – man liest eben diagonal, was bei Gebrauchsanweisungen oder Verträgen fatal werden kann. Komplizierte Formulare auszufüllen wird dann schnell zum großen Problem.

Viele Erwachsene mit ADHS haben ein schlechtes Gewissen, da sie oft eine erledigte Arbeit nicht noch einmal überprüfen. Benötigte Zeiträume für eine Arbeit werden meist unterschätzt mit der Folge, in Hektik zu geraten, wenn mal wieder viel zu viel in zu kurzer Zeit zu erledigen ist.

Auch der Erwachsene mit ADHS neigt zum vorschnellen Reagieren, fällt anderen ins Wort, redet plötzlich von etwas ganz anderem.

Unangenehme Zustände sollen möglichst sofort beendet werden können. Trotz nach wie vor großer Kritikempfindlichkeit kann genau dieselbe Person auch herb »austeilen«.

Der Erwachsene mit ADHS quält sich damit, dass er sich unbremsbar intensiv von einer Aufgabe oder Situation regelrecht überwältigt fühlen kann. Die Stimmung sinkt blitzartig, mit sofort nachlassendem Antrieb. In einer sehr herausfordernden Situation, in der Not oder bei Eigeninteresse können unglaubliche Superleistungen erbracht werden.

Der Erwachsene reagiert wie das Kind heftigst auf unerwartete plötzliche Veränderungen.

Auch der Erwachsene kann nach wie vor alles nur aus seiner eigenen Perspektive sehen. Das Wahrgenommene wird nach wie vor rein emotional bewertet, einseitig und somit polarisierend. Eine Entscheidung ist nur spontan oder gar nicht möglich. An sich möchte man selbstbestimmt sein, hat aber oft größte Schwierigkeiten mit Entscheidungen und braucht eine entsprechend souveräne Hilfe. Auch der Erwachsene hat häufig vorschnell eine Ausrede oder eine Notlüge parat.

Für eine positive Reaktion des Gegenübers tun viele Erwachsene mit ADHS fast alles: Sie können nicht »Nein« sagen. Wenn es jedoch rein subjektiv plötzlich »zu viel« wird, können sie dem Gegenüber aber genauso eine heftige »Abfuhr« erteilen.

Bei nicht sofort nachvollziehbaren Vorschriften, einengenden Vorgaben oder Zwängen entsteht sofort Widerstand beim Erwachsenen mit ADHS, auch wenn es nicht gezeigt wird.

Im Ärger gerät die Kommunikation oft in der Weise außer Kontrolle, wie man es als Kind und Jugendlicher gehasst hat. Will der Erwachsene mit ADHS jemandem etwas erklären, wird er sehr ausführlich, mit oft unwillkürlich schulmeisterlichem Tonfall. Von einem ins nächste kommend, weit ausholend, damit es für das Gegenüber wirklich klar wird, reagiert er sehr enttäuscht, wenn dies nicht »ankommt«. Das ist ein

Grund für viele Dramen in Familien mit ADHS: Papa will dem Sohn die Matheaufgaben erklären – und sieht dabei in dessen Mimik Desinteresse – dabei schaltet sich einfach beim Sohn die Aufmerksamkeit ab.

Die motorische Unruhe wandelt sich meist schon im Jugendalter in eine eher innerliche Getriebenheit um. Es gibt aber auch Erwachsene, die nach wie vor ein großes Bedürfnis nach viel Bewegung haben.

Wie das Kind und der Jugendliche merken viele Erwachsene mit ADHS ebenfalls nicht, dass sie bei steigender Erregung beim Sprechen lauter werden.

> **Bilanz von zehn Schuljahren**
> Rückblick (durch Barbara, 10b):
> Um die Wahrheit zu sagen, erinnere ich mich nicht an alle Details dieser zehnjährigen Schulzeit; im Gegenteil, wenn ich genau darüber nachdenke, gab es gar keine Schule. Nun ja, ich drücke mich besser aus: Ich war wohl in der ersten Klasse, dann kam ich in die zweite, in die dritte und so fort, aber ich war nie sehr teilnehmend ... aufmerksam ja, ich hatte auch recht gute Noten, aber für mich war die Schule, wie soll ich sagen, ein Traum oder besser, ein Schlaf.
> (verfasst im Jahre 1984, übersetzt aus dem Italienischen)

> **Aus einer Abiturzeitung**
>
> Bemerkungen, Kommentare, alles, was man über die Person wissen sollte:
>
> - Trotz deiner »Ausbrüche« ab und zu warst du eine absolute Bereicherung für unsere Klasse! Bist echt ein lieber Kerl und hast uns immer geholfen, wenn wir was nicht geblickt haben. Bin mir ganz sicher, dass du deinen Weg ohne Problem schaffen wirst! Wünsch' dir alles Gute für deine Zukunft und möchte dich als Doktor bei unserem Klassentreffen wiedersehen!
> - Seine Osama-Karikaturen bleiben unübertroffen.
> - »Ähh, ich geh' dann mal Fußball spielen.«
> - Typisches Genie: mega schlau – doch oft extrem verwirrt!
> - Braucht 'ne Frau, die ihm die Schnürsenkel zubindet, damit er losziehen kann, um die Weltherrschaft an sich zu reißen.

> - Zum Glück erledigt seine Mama für ihn alle praktischen Dinge des Lebens. Ist eben ein Theoretiker – aber ein Lieber!
> - Lehrer: »Christian?« Christian: »Äh, was? Meinen sie mich??« Passiert sehr oft, obwohl wir doch nur EINEN haben!

Literaturempfehlungen:
Sehr einfühlsam beschreibt die Schweizer Fachärztin für Psychiatrie und Psychotherapie Doris Ryffel-Rawak die Schwierigkeiten von Erwachsenen mit ADHS in den unterschiedlichen Facetten ausführlich in ihren Büchern »ADS bei Erwachsenen – Betroffene berichten aus ihrem Leben«, Hans Huber, 2001, sowie »Wir fühlen uns anders! Wie betroffene Erwachsene sich selbst und ihre Partnerschaft erleben«, Hans Huber, 2003, und »ADHS bei Frauen – den Gefühlen ausgeliefert«, Hans Huber, 2004.

Alles irgendwie anders?

Bei ADHS ist es nicht einfach, verstanden zu werden. Dies zeigen die inzwischen durch die Forschung gut belegten Beeinträchtigungen des Arbeitsgedächtnisses bei ADHS, die besonders ausgeprägt sind, wenn störende Reize dazukommen, sowie des auf der episodischen Ebene bleibenden Gedächtnisses beim Rückerinnern und Zusammenbauen von Inhalten.

> Der 6-Jährige hat nach der Teststunde Filzstiftflecken an den Händen. Als die Mutter ihn auf der Toilette beim Händewaschen fragt, ob er geschrieben oder gemalt hat, meint er »weiß nicht«. Als sie freundlich äußert, dass er das doch eigentlich wissen müsse, kommt nochmals »weiß nicht«. Beim Verlassen der Toilette beginnt er: »Doch, ich hab' gemalt, ein ..., ein ..., ein ...«, kann aber nicht abrufen, was ihm sofort wieder(erkennend) einfällt, als er den Testleiter kurz darauf zur Terminvereinbarung sieht, der ihn für gutes Mitmachen lobt: »Ein Haus, einen Baum und einen Menschen, Mama!«.

Emotional neutral oder positiv Besetztes wird besser aufgenommen bei Betroffenen mit ADHS aufgrund der stärkeren Aktivierung von Strukturen im Gehirn, die das Gefühl regulieren. Das Rückerinnern geht bei ADHS sofort besser bei positiv wie auch negativ emotional besetzten Bildern.

Viele schleppen aus frühesten Kindertagen schlimme, z.T. wirklich traumatische Erinnerungen mit sich herum, die später durch kleinste Auslöser den Betroffenen mit Negativassoziationen und Gefühlen überwältigen. Dem Gefühl regelrecht ausgeliefert ist dann ein vernünftiges, korrigierendes Denken gar nicht mehr möglich. Das subjektive Erleben und Fühlen findet zudem dann meist auf der Altersstufe statt, auf der es damals erstmals erlebt bzw. erlitten wurde!

Viele Menschen mit ADHS leiden, auch wenn sie an sich in ihren Anpassungsbemühungen ganz gut »funktionieren«, mit ihrem Willen und Verstand von klein an stark unter dem Gefühl, irgendwie unzufrieden, getrieben zu sein. Freude oder Glück können vor allem oft im Jugendlichen- und Erwachsenenalter nicht so richtig erlebt werden. Hintergründig ständig begleitend zeigt sich ein Mangel an Selbstwertempfinden, an realistischer Selbsteinschätzung, an kalkulierbarer Ausgeglichenheit mit entsprechender Selbstbestimmung, um planen und um verlässlich umsetzen zu können.

> Der 11-jährige Junge will seinem Papa (den er sehr mag und bewundert, auch wenn dieser immer mal wieder heftig »ausrastet«, wenn z.B. das Zimmer erneut nicht aufgeräumt ist) einen bestimmten Wanderweg zeigen, den er schon zuvor einmal gelaufen war. So war es auch vereinbart – aber der Papa hat dann auf dem Parkplatz beim Schauen auf die Wanderkarte plötzlich selbst eine ganz andere Tour im Sinn und meint: »Komm, probieren wir heute mal diesen Pfad!« Er ist völlig verdutzt und dann verärgert, als sein Sohn erst regelrecht bockt, dann »ausrastet«, als er es ihm »schmackhaft« machen möchte – seinerseits jetzt nicht mehr in der Lage, sich an die Vereinbarung zu erinnern, gefangen im Wunsch, »seinen« Weg zu gehen im Ärger über den sturen und unflexiblen Sohn – während Mama unter der Streiterei leidet, ihrerseits gefangen von der Wahrnehmung, dass diese rücksichtslosen Sturköpfe mit ihrem ausgeprägten ADHS offensichtlich immer nur ihre eigenen Interessen im Sinn haben.

Auch wenn später die Sache vielleicht klärbar ist, »bewusst« mit Langzeitwirkung auf spätere Situationen wird sie bei beiden nicht. Dazu müsste die Angelegenheit von beiden in ähnlichen Situationen wiedererkannt werden mit der Fähigkeit, kurz abzustoppen, nachzudenken – aber leider entsteht sofort bei beiden gleich wieder das innere Bild »Er will wieder seinen Kopf durchsetzen!« Nach einer Streitigkeit können viele schnell wieder einen Neustart beginnen, wenn sich das Gegenüber wirklich ernsthaft und ehrlich entschuldigt hat – wenn nicht, entsteht sehr nachtragend ein Elefantengedächtnis für diese unglaubliche Verhaltensweise des Gegenübers.

Viele neigen dazu, ihr Gegenüber exzessiv zu hinterfragen, einen Sachverhalt mit spitzfindiger selektiver und sehr subjektiver Interpretation zu zerpflücken – oder eben auch völlig unkritisch etwas anzunehmen, wenn jemand oder ein Sachverhalt als subjektiv überzeugend eingeschätzt wird. Das ist in der Pubertät und im jungen und oft auch reifen Erwachsenenalter schwierig in der Auseinandersetzung mit dem Umfeld, in der Ablösung von zu Hause.

In einer Umfrage der World Federation oft Mental Health bei 938 Eltern aus Australien, Kanada, Deutschland, Italien, Mexiko, den Niederlanden, Spanien, Großbritannien und den USA wurde deutlich, wie groß die Belastung und Beeinträchtigung dieser erblich bedingten chronischen Störung für die Familien ist (wobei zwei Drittel der befragten Eltern Symptome auch bei sich selbst oder ihrem Partner feststellten). 88% der Eltern gaben zu, wie gestresst und besorgt sie sich durch ADHS beim Kind fühlen – von morgens bis abends, mit Kampf schon vor der Schule, Klagen der Lehrer, Ausschluss von schulischen Aktivitäten (57%!), Schwierigkeiten mit Gleichaltrigen, bei den Hausaufgaben, den Mahlzeiten, beim Zubettgehen. 83% der Eltern äußerten vor allem auch, Angst davor zu haben, dass die berufliche Laufbahn nach der Schule gefährdet sein könnte.

Dabei muss es sich nicht nur primär um die Angst davor handeln, dass sich der heranwachsende Jugendliche »falsche Freunde« sucht, Drogen nimmt, im Straßenverkehr verunglückt, sondern vielmehr auch, dass er sich vom Ausbilder nichts sagen lässt, in irgendeiner Form ungeschickt überreagiert, fehlinterpretiert. Entsprechend ist es schwierig für Eltern, den jungen Erwachsenen mit 18 Jahren allmählich »loszulassen«, wenn auf elterliche Fragen mit »Keine Ahnung« oder »Weiß nicht« oder gar »Mir doch egal« reagiert wird.

Eltern beobachten noch oft Dinge, die eigentlich in diesem Alter nicht mehr sein dürften, z. B. das Bad zu verlassen, ohne irgendetwas Benutztes wieder aufgeräumt zu haben. Der Jugendliche, junge Erwachsene will endlich frei sein, ohne Vorgaben, Strukturen – ob er damit klarkommt mit dem, was für ihn nur »kleine Macken« sind?

Die meisten Kinder, Jugendlichen und oft auch noch die Erwachsenen wirken in ihrer ganzen Art jünger, als es ihrem Lebensalter entspricht (nicht nur bezüglich der Selbstregulation und Selbstkontrolle, sondern auch durch die Spontaneität oder ihre Mimik). Sie können Nähe zu einem anderen Menschen wirklich nur zulassen, wenn sie darauf eingestellt sind – mit nachvollziehbaren Auswirkungen auf Beziehungsgestaltung und Partnerschaft.

Bei hohem Eigenleistungsanspruch neigen jetzt viele dazu, mit Perfektionismus auszugleichen, was oft erstaunlich rasch positive Ergebnisse mit sich bringt, aber im Syndrom der Extreme auch später zwanghaft anmuten kann.

Engagiert sich ein Kind, Jugendlicher oder Erwachsener für ein Gegenüber, entsteht, ohne dass dies »bewusst« wird, eine genauso große Gegenerwartung.

> Die junge Krankenschwester genügte nie den Erwartungen in ihrer Kinder- und Jugendzeit. Im Helferberuf bekommt sie für ihre einfühlsame Freundlichkeit viel positive Rückmeldung dankbarer Patienten, was sie allmählich richtig frei und fröhlich macht. Aber dann passiert ein kleiner Fehler, sie wird von der Oberschwester gerügt. Und das, obwohl sie so viel freiwillige, unbezahlte Zusatzarbeiten übernommen hat, oft länger geblieben ist. Bei ihrem ausgeprägtem ADHS-typischem Gerechtigkeitssinn entsteht sofort wieder das alte Gefühl, machen zu können, was sie will – sie genügt einfach nie.
>
> Später, als Hausfrau und Mutter, entsteht allmählich die Empfindung bei ihr, dass sie sich noch so anstrengen kann; aber alles ist irgendwie immer wieder nicht richtig gut, was sie tut, wird nicht beachtet, ist selbstverständlich – sie fühlt sich ausgenutzt.
>
> Sie beklagt sich mit fast weinerlicher Stimme beim Berater und steigert sich, ohne es zu wollen und zu bemerken, immer mehr in ihre Problematik hinein.

Viele merken nicht, dass sie bei Spannung oder Anstrengung immer mal wieder die Luft anhalten oder hörbar atmen. Das versteht die Umgebung oft auch nicht so.

Die meisten haben ein geringeres Schlafbedürfnis als andere. Jugendliche und Erwachsene werden oft sogar depressiv, wenn sie längere Zeit zu viel ruhen und schlafen, dies bei Krankheit ja sogar müssen.

Viele werden erst abends richtig wach, lieben es z. B., dann ins Internet oder an den PC zum Spielen zu gehen – vergessen die Zeit. Nicht nur im Jugendalter ist die Verdrehung des Tag-Nacht-Rhythmus problematisch und nur wieder schwer veränderbar, wenn man z. B. morgens nicht aufstehen muss, da kein Ausbildungs- oder Arbeitsplatz gefunden werden konnte. Dasselbe Problem kann im Rentenalter entstehen, wenn die Vorgaben des Arbeitsplatzes, die dortige Struktur einschließlich des Austauschs mit Kollegen und Vorgesetzten wegfallen.

Beim Fortbestand der Symptomatik bis ins reife Erwachsenenalter kann dann plötzlich auch wieder der Umgang mit (weniger) Geld, mit den Routinen des Aufräumens, der regelmäßigen Ernährung erheblich beeinträchtigend sein. Das betrifft besonders Personen mit ADHS, die alleine leben (müssen). Auch Paare müssen sich ebenfalls nochmals völlig umstellen und die eigenen Lebensinhalte neu definieren, wenn sie die Kinder in die Selbstständigkeit entlassen mussten.

Im Alter fällt ab dem Ruhestand der berufliche Stress weg. Man hätte jetzt Zeit für persönliche Interessen, Kontakte, Wunschaktionen – aber oft krankt die Umsetzung an der weitgehenden sozialen Isolation eines Partners oder dessen »ständiger Ansprache«, Präsenz – und/oder z. B. nach wie vor an den Schwierigkeiten, Begonnenes zu beenden oder eine Meinung auch mal stehen lassen zu können.

In den letzten zehn Jahren zeigte sich, wie wichtig für Betroffene und deren Lebensqualität der zunehmende Erkenntnisgewinn über ADHS ist, über diese Art, die Welt zu sehen und auf sie zu reagieren. Von der World Federation of Mental Health wird deshalb gefordert, dass die Regierungen ADHS anerkennen und die Medien die Verantwortung dafür tragen, die Öffentlichkeit zu sensibilisieren und Mythen aufzulösen.

8 Was ist ADHS nicht?

Im Folgenden ein Überblick, was ADHS nicht ist:
- ADHS ist keine Entschuldigung, es ist eine Erklärung.
- ADHS ist jedoch keinesfalls eine »gutartige Störung« des Kindesalters, die sich »auswächst«. Sie beeinträchtigt in deutlicher Ausprägungsform Betroffene lebenslang in vieler Hinsicht (auch bezüglich ihrer Gesundheit).
- ADHS ist keine isolierte Störung als Kategorie neben vielen anderen, sondern ist als Dimension in vielen anderen psychiatrischen Störungen enthalten.
- ADHS entsteht nicht durch eine Bindungs- und/oder Beziehungsstörung, durch eine Traumatisierung im Lebensverlauf oder durch zu viel Fernsehen oder Computerspielen. Die ADHS-Symptomatik kann aber durch solche Bedingungen verschlimmert werden.
- ADHS ist nicht zwingend durch motorische Unruhe gekennzeichnet.
- ADHS gibt es nicht nur in durchschnittlichen Begabungslagen, sondern in jeder Begabungsstruktur, von schwach bis hoch begabt.
- ADHS gibt es nicht nur in sogenannten Multi-Problemfamilien, sondern in jedem sozioökonomischen Status und bei Menschen in (offensichtlich) allen Nationen mit unterschiedlichsten Temperamentslagen, Ernährungsweisen, Klimabedingungen – mehr oder minder auffallend.
- Entsprechend ist es bei ADHS keinesfalls unmöglich, z. B. auch einen Realschul- oder Gymnasialabschluss zu schaffen, ein Hochschulstudium zu absolvieren.
- ADHS zu haben bedeutet nicht, dass es von vornherein schon klar ist, dass man auf die Sonderschule muss oder nur in einer Kleingruppe unterrichtet werden kann.
- ADHS zu haben bedeutet auch nicht, dass man später keine gute Ausbildung absolvieren kann, sozial nur Misserfolg haben wird, später süchtig oder straffällig oder einen frühen (Unfall-) Tod erleiden wird.

- ADHS zu haben bedeutet auch keinesfalls zwingend, nie eine tragfähige Partnerschaft leben zu können, als Elternteil alles falsch zu machen.
- Betroffen zu sein mit ADHS bedeutet auch nicht, nie zuhören zu können. Im Gegenteil wird subjektiv Interessantes, Fehlverhalten eines Kindes oder Partners sofort aufgenommen und mit einem »Elefantengedächtnis« erinnert und in schwierigen Auseinandersetzungen dem Gegenüber detailliert und nahtlos präsentiert im ungetrübten und sehr flüssigen Spontanabruf.
- ADHS-Betroffene müssen nicht zwangsläufig früher oder später völlig verzweifelt in der Resignation enden, sondern sind zähe »Stehaufmännchen«, bewältigen zum Teil Enormes. Dies hängt jedoch davon ab, ob sie in der frühen Kinderzeit, während der Pubertät, möglichst in jedem Lebensabschnitt einen Menschen haben oder hatten, der in irgendeiner Form an sie glaubte und ihnen Anerkennung zeigte.
- ADHS zu haben bedeutet auch nicht, dass eigentlich überhaupt nichts funktioniert.
- Es gibt natürlich auch ganz individuelle und teilweise sehr ausgeprägte Begabungen (sportlich, technisch, musikalisch, gestaltend, schauspielerisch, handwerklich, sprachlich, mathematisch etc.).
- Betroffene mit ADHS sind nicht nur notorisch schwierig, sondern zeichnen sich durch einen extremen Gerechtigkeitssinn aus, nicht nur für sich, sondern auch für andere, mit der ausgeprägten Bereitschaft, sich für andere zum Teil extrem und sehr verlässlich einzusetzen.

Alles gelingt aber besser, wenn möglichst früh Akzeptanz und gezielte Hilfe möglich ist.

9 ADHS und weitere Störungen

ADHS kommt leider selten allein. In einer bekannten großen amerikanischen Studie hatten von 579 Grundschulkindern lediglich 31% »nur« ADHS! Zusätzlich offenkundig werdende Störungen sind zum Teil wohl schon mit angelegt, treten gemeinsam mit ADHS als assoziierte Störungen auf oder stellen sich früher oder später während der Lerngeschichte ein als komorbide Störungen, in der Auseinandersetzung mit dem gesamten Umfeld (Eltern, Geschwistern, Verwandtschaft, Nachbarschaft), aber auch im Kindergarten, der Schule, der Ausbildung und später in den eigenen Partnerbeziehungen.
Im Gegensatz zu den gängigen Hypothesen gibt es bei sehr vielen Kindern mit später diagnostizierter ADHS im ersten oder sogar in den ersten zwei bis fünf Lebensjahren kaum Auffälligkeiten. Viele kommen erwünscht zur Welt, manche vielleicht ungeplant, aber sind dann oft durchaus erwünscht. Viele strahlen schon mit ein paar Lebensmonaten so aufgeweckt und wirklich süß, dass sie nur positive Zuwendung erfahren.
Bei ADHS konzentriert man sich in der (frühen) Beratung und Förderung sofort auf sichtbare Probleme in der Interaktion und offenkundige, d.h. beobachtbare Verhaltensauffälligkeiten.
Die Eltern-Kind-Interaktion mag »anders« sein, wenn z.B. ein Elternteil eher impulsiv reagiert – dem Kind aber genau die ausreichend starken Reize vermittelt, die es z.B. für eine Umorientierung oder Abstoppen benötigt.
Gerade selbst von ADHS betroffene Elternteile sind zwar bisweilen erschöpft und niedergeschlagen, aber in ihrer eigenen Hypersensibilität und Fähigkeit zum sofortigen Reagieren diejenigen, die mit bewundernswerter Klarheit und liebevoll-sturer Konsequenz offensichtlich wirklich intuitiv ihre Kinder erziehen und vor Schaden bewahren können – wenn man sie nicht verunsichert!

ADHS und Angst

Angst entsteht oft früh und leider nicht deutlich erkennbar, verstehbar, abwendbar.
Angst machen kann z. B. im Säuglingsalter, wenn das Kind an einem anderen Platz aufwacht als an dem, an dem es eingeschlafen ist. Angst machen kann alles, was das Kind aus seinem Rhythmus stößt, den es dringend braucht als sicheren Halt von außen.
Hintergründig macht aber Angst (und unter Umständen oppositionell!), wenn das Umfeld nicht versteht, dass nichts sofort geht, dass immer wieder ausprobiert werden muss, was interessant ist.
Angst macht, plötzlich geschimpft oder angebrüllt zu werden, wenn die Hand beim Essen aus Versehen das Glas umwirft, etwas herunterfällt etc. Angst macht, sich im Kindergarten im lauten Durcheinander nicht zurechtzufinden oder laute und nicht sehr nette Worte zu hören, wenn die Schuhe einfach nicht an- oder ausgezogen werden können, weil eben so viel los ist.
Angst macht, komische Blicke zu spüren oder Kommentare von anderen Kindern zu hören, wenn etwas einfach nicht sofort verstehbar ist, oder das eigene gemalte Werk »anders« aussieht.
Angst macht, im Kindergarten z. B. den Jeansknopf auf der Toilette nicht schnell genug aufzukriegen und ausgelacht zu werden, wenn die Sache in die Hose geht.
Angst macht, immer wieder zu hören, man solle sich nicht so (dumm) anstellen, wenn man die Strumpfhose nicht ankriegt, die Sache mit dem Schneiden nicht so klappen will, man immer mal wieder stolpert und hinfällt, weil die Augen ja schon wo ganz anders waren als die Füße.
Angst macht, immer wieder zu hören »Wie oft muss ich Dir noch sagen?«, »Wann lernst Du endlich ...?«, »Wie alt bist Du, dass Du immer noch nicht weißt, dass ...?«, mit jetzt deutlich schlechtem Gewissen verbunden (und evtl. spontaner oppositioneller Abwehr).
Die ständigen Appelle, sich doch Mühe zu geben, die geäußerte Enttäuschung der Eltern und Lehrer, die eigene Unzufriedenheit über die schriftlichen Ergebnisse führen dazu, sich allmählich nichts mehr zuzutrauen, das Interesse zu verlieren, oft auch die Mitarbeit einzustellen, sich unverstanden und »anders« zu fühlen.
Der **vorwiegend unaufmerksame Typ** »träumt« bei Angst mehr; versucht, nicht aufzufallen; scheint irgendwie Kleinkind bleiben zu wollen;

äußert vielleicht mal Angst zu haben, kann aber nicht sagen, wovor; entwickelt Kopf- und Bauchschmerzen; will nicht in die Schule gehen; entwickelt in der Pubertät u. U. Essstörungen.

Der **unaufmerksam-impulsiv-hyperaktive Typ** wird bei Angst oft unruhiger; wird zum Klassenclown; ärgert andere; wird aggressiv, ungeduldig; äußert Unmut über Langeweile; verweigert unter Umständen die Mitarbeit. Streit kann zur geistigen Beschäftigung werden und es besteht die Gefahr, mit der Pubertät in den Alkoholmissbrauch zu rutschen, Drogen zu konsumieren, evtl. kriminell zu werden.

Bei den typischen Misserfolgen in der Lerngeschichte ziehen sich leider oft auch Existenzängste durch ein ganzes Erwachsenenleben.

Menschen mit ADHS können vor Schreck oder vor Angst sogar ohnmächtig werden.

Werden sie im Unterricht bloßgestellt, führt dies zu Versagensängsten, z. B. wenn der Betroffene mal wieder nicht weiß, was gerade gesagt wurde, oder er eben spontan etwas nicht abrufen kann (z. B. beim Vorsagen eines Gedichts bei einer Geburtstagsfeier). Jahre später können (auch plötzlich wieder auftretend) massive Sprechängste auftreten.

Ungerechte oder unangemessene Strafandrohungen, harte Strafen (wie eingesperrt oder festgehalten werden) können später in völlig anderen Zusammenhängen (etwa beim Steckenbleiben im Aufzug) massive Panikattacken auslösen.

Niemand scheint so leicht zu traumatisieren und zu retraumatisieren wie jemand mit ADHS (und dies umso heftiger, je intelligenter er/sie ist).

Syndromtypisch kann sich ein Mensch mit ADHS furchtbar leicht (ohne es zu wollen/oder stoppen zu können) in die »Angst vor der Angst« hineinsteigern. Er/sie profitiert in einer Therapie dabei in keinster Form positiv von der Konfrontation mit der Angst, dem angstauslösenden Reiz oder gar von Entspannungstechniken, wenn nicht das ADHS primär erkannt und angemessen behandelt wird.

Kinder mit ADHS beschäftigen sich meist schon im Vorschulalter damit, wie lange jemand lebt, mit dem Tod, damit, woher die Welt kommt, mit Urgewalten oder gefährlichen Tieren (je begabter das Kind ist, desto früher und intensiver). Typische Ängste entstehen bei ADHS bei der Reizoffenheit und Reizfilterschwäche zwischen dem achten und zwölften Lebensjahr, wenn es dunkel wird, abends und nachts. Trotz aller Schwierigkeiten, die sie u. U. mit ihren Eltern haben mögen, wird nun die Angst groß, dass die Eltern krank werden oder einen Unfall erleiden könnten. Befürchtet wird, dass ein Einbrecher kommen könnte, der Blitz einschlägt, Feuer ausbricht oder sie entführt werden könnten. Die vielen Meldungen in den Medien über alle möglichen Katastrophen in den letzten Jahren verschärften dieses Phänomen deutlich.

Kinder mit ADHS entwickeln intensive Verlustängste, wenn sie zum Beispiel miterleben müssen, dass ein Elternteil entweder für kurze Zeit, länger oder gar für immer »keine Lust mehr auf das Theater zu Hause« hatte. Trotz großem Harmoniebedürfnis und Wunsch nach Frieden gelingt eine entsprechende Umsetzung dieser Ideale in Familien mit ADHS leider oft nicht. Viele Kinder mit ADHS denken aber oft, nur wegen ihnen gehe die Partnerschaft der Eltern auseinander.

Literaturempfehlung:
Zu diesem Aspekt sei auf das Buch von Neuhaus, C.: Laß' mich, doch verlaß' mich nicht – ADHS und Partnerschaft, dtv, 2005, hingewiesen.

Besonders schwierig und angsterregend sind die oft heftigen Trennungskonflikte. Bisweilen müssen Kinder und Jugendliche nicht nur Zeugen heftiger verbaler Auseinandersetzungen sein. Zur Verlustangst und dem Loyalitätskonflikt gesellt sich nun oft noch Existenzangst – verstärkt, wenn es auch noch zu tätlichen Auseinandersetzungen zwischen den Eltern kommt. Angst macht, nicht zu wissen, wie man reagieren soll als Kind oder Jugendlicher, wenn man vom einem Elternteil über den anderen ausgefragt wird, oder dieser abgewertet wird – ein Problem aller Kinder in Trennungs- und Scheidungsfamilien, bei ADHS aber gehäuft und oft intensiv auftretend. Angst machen in diesem Zusammenhang oft auch die »verordneten« Umgangsrechtstermine, die ohnehin nicht einfach sind für Kinder und Jugendliche mit ADHS durch ihre typischen Umstellungsprobleme.

Natürlich sind auch Erkrankungen der Eltern angsterregend. Aber die langjährige klinische Erfahrung zeigt, wie unglaublich unterstützend und optimistisch tröstend solche Kinder sein können durch ihre sensible Art, wenn Mama z. B. körperlich schwer erkrankt ist und regelrecht »Kraft tanken« kann beim Kind.

Wird jedoch immer wieder der Vorwurf gemacht, dass das Verhalten des Kindes/des Jugendlichen z. B. demnächst »zum Herzinfarkt führe«, »einen ins Grab bringe« oder man nur deswegen schon wieder Migräne bekommt, schlägt dies von Angst in frühen Kindertagen oft schon in der Pubertät um in Abwehr, Ekel, Hass (als emotionale Erpressung).

ADHS und Depression

Typische depressive Reaktionen sind oft schon ganz früh im Leben das verzweifelte »Abstürzen« in eine schwerste Verstimmung nach einem Erlebnis, bei dem man nicht verstanden wurde, nach einem ungewollten Misserfolg, Missverständnis etc. Äußerungen wie »Am liebsten wäre ich tot!« sind erschreckend und treten z.T. schon im Vorschulalter auf. Sie sind aber meist nur auf die Situation akut bezogen und erfreulicherweise oft auch schnell wieder vergessen.
Dieses Abstürzen kann zu einem oppositionellen oder aggressiven Verhalten führen, wird aber häufig als solches nicht erkannt.

> **Tobsuchtsanfall in der Grundschule –**
> eine Meldung aus der Tagespresse im September 2006
>
> »Ein 8-jähriger Junge hat bei einem Tobsuchtsanfall in einer Wiener Grundschule mehrere Lehrerinnen und Polizisten verletzt. Weil er laut Polizei bösartig gegenüber Mitschülern war, brachte ihn seine Lehrerin zur Direktorin. Dort rastete der Junge aus, griff die Lehrerin und die Schulleiterin mit Schlägen, Bissen und Tritten an und demolierte das Mobiliar. Auch die Polizei konnte das tobende Kind nicht beruhigen. Es verletzte eine Polizistin und zwei Sanitäter. Ein Notarztteam überwältigte den Jungen und brachte ihn zur Behandlung in eine Klinik. Dort attackierte er das Personal. Der Schulrat hatte das Kind zuvor als schwierig, aber nicht aggressiv eingestuft«.
> Eine fast identische Szene ereignete sich ein Jahr zuvor in einer baden-württembergischen Grundschule mit einem 10-jährigen Jungen.

Zu spüren, dass man anders ist, ist schwierig. Kommt nun aber noch in der Pubertät dazu, dass schon ein Blick von einem Gruppenmitglied genügt für die Annahme, dass die gesamte Gruppe gerade abfällig über einen redet, wird es oft sehr schwierig; insbesondere dann, wenn Betroffene mit ADHS ihre momentane Stimmung in ihrer Mimik widerspiegeln – die Unsicherheit, Verzweiflung, die von den anderen dann eher als Arroganz etc. gedeutet werden. Niemand wird so schnell »Mobbing-Opfer« wie jemand mit ADHS (– und mobbt aber auch impulsiv-spontan oft selbst!).

Betroffene mit ADHS entwickeln meist eine sogenannte reaktive, agitierte, larvierte Depressivität. Dies bedeutet, dass in einer anderen Situation, an einem anderen Ort oder in Gegenwart einer anderen Person diese Verstimmtheit vollständig verschwinden kann. Sie setzt aber sofort und unaufhaltbar wieder ein, sobald der negativ vertraute Kontext wieder besteht.

Das Problem, ihren Gefühlen seit Kindertagen bei Unsicherheit und Misserfolg regelrecht ausgeliefert zu sein, bewirkt offensichtlich, dass viele von ADHS Betroffene zum Teil auch noch im Erwachsenenalter ängstliche und depressive Verstimmungen nicht richtig auseinander halten können. Viele empfinden eine Mischung aus beidem, wobei manchmal eher die Angst oder die Traurigkeit, die Verzweiflung, Ratlosigkeit oder Mutlosigkeit vorherrschend ist.

Eine ausschließlich antidepressive medikamentöse Behandlung bringt im Erwachsenenalter meist nur wenig Verbesserung. Der Antrieb wird dabei leider oft unerwünscht abgesenkt, die Gesamtsituation wird sogar noch verschlechtert.

ADHS und Zwang

Es gibt Kinder mit ADHS, die es schon ganz früh gar nicht mögen, wenn der Mund klebrig oder die Hände schmutzig oder sandig sind. Später beobachtet man vielleicht »Marotten«, dass eine bestimmte Abfolge eingehalten werden muss, der Löffel z. B. beim Frühstück nicht im Müsli stecken darf, sondern neben der Schüssel liegen muss!

Bei vielen Kindern verschwindet so etwas wieder. Einige werden aber fast zu ordentlich, lassen niemanden an ihre Spiel- oder auch Schulsachen, weil sie »ihre« Ordnung nicht stören lassen wollen.

Später beginnen sie zu kontrollieren, ob sie nichts falsch gemacht oder vergessen haben, werden bei Routinen dadurch noch langsamer, stellen über das »normale« Maß hinaus immer wieder (beobachtbar ängstlich) fest, was passieren könnte, wenn ... und stellen oft immer wieder dieselben rückversichernden Fragen, was allmählich schlicht »nervt«.

Grübeln gelingt bei ADHS leider gut, die »Befürchtung der Befürchtung« entsteht.

Dabei scheint eine gewisse, leicht ausgeprägte Veranlagung zu einer milden »Zwanghaftigkeit« bei ADHS bezüglich der Selbstorganisation

gar nicht von Nachteil zu sein, denn sie steuert der an sich typischen chaotischen Unordnung entgegen.
Viele beginnen auch ohne entsprechende Disposition später im Leben aus Angst vor Fehlern und Korrekturen durch übertriebene Kontrolle auszugleichen – im Erleben, offensichtlich »immer alles« falsch zu machen, im großen Wunsch, »immer alles richtig zu machen« (d.h. immer extrem!).
Ohne das Erkennen von ADHS und ggf. der hintergründigen Ängste ist eine entsprechende Behandlung meist nicht erfolgreich. Betroffene fühlen sich weder verstanden noch akzeptiert, können entsprechend nicht »richtig« mitmachen.

ADHS und »Ticks« bzw. »Ticstörungen«

Herumnesteln, Nägelkauen, Nägelreißen, auf dem Schreibgerät herumkauen, Haare drehen, einen Schorf immer wieder aufkratzen, in der Nase bohren sind typische »Ticks« bei ADHS.
Dies sind meist Zeichen von zusätzlicher Nervosität oder Anspannung, manchmal aber auch einfach »verautomatisierte« Angewohnheiten, die in manchen Situationen (zum Beispiel, um sich im Unterricht beschäftigen oder »wach halten« zu können) gehäuft, in anderen, positiv erlebten Situationen dann wieder gar nicht auftreten. Stressreduktion, so möglich, lindert dies. Manche Angewohnheiten bleiben jedoch lebenslang bestehen.
Blinzeln, Zwinkern, Naserümpfen, mit dem Kopf zucken, als wolle man Haare zurückschütteln, eventuell ein plötzliches Zucken des Oberkörpers, Augen rollen, den Mund aufreißen, verbunden mit Räuspern oder plötzlich unvermitteltem Äußern eines fäkalsprachlichen Wortes gehören (wenn dies länger anhält) zu einer spezifischen, ebenfalls genetisch bereits angelegten motorischen Ticstörung (Gilles de la Tourette-Syndrom). Zwar treten bei manchen Betroffenen diese Symptome oft auch beobachtbar z.B. im Unterricht länger nicht auf, dafür danach aber umso stärker. Das Kind/der Jugendliche »tict« sich regelrecht aus, ohne dies abstoppen zu können. Hier hilft keine Spannungsverringerung oder Entspannungstherapie. Macht man die Person darauf aufmerksam oder fordert sie auf, das Verhalten zu unterlassen, verschärft dies das Auftreten. Eine spezifische medikamentöse Behandlung ist nötig.

ADHS und Lern- und Teilleistungsstörungen

»Richtig« hinschauen und hinhören ist schwer, den Stift oder die Schere in die Hand zu nehmen bedeutet meist, sofort kritisiert zu werden und das Ergebnis »gefällt« ja oft wirklich nicht.

Beim oberflächlich-überhüpfenden Wahrnehmungsstil wird schnell beim Lesen geraten, Details übersehen. Flüchtigkeitsfehler sind an der Tagesordnung, Maßangaben in Mathematik werden vergessen, Operatoren wie Plus und Minus verwechselt etc.

In den letzten Jahren muss immer mehr erkannt werden, dass ca. 70–80 % der Kinder und Jugendlichen mit ADHS Lernprobleme haben. Viele Jungen kämpfen mit Lese- und Rechtschreibschwierigkeiten, Mädchen oft eher mit einer Rechenschwäche. Typisch ist, dass ein Wort richtig mündlich buchstabiert werden kann, aber auch bei mehrfachem Schreiben immer wieder anders geschrieben wird, sich Rechtschreibfehler zu Ende des Diktats bei fast unleserlicher Schrift häufen.

Eine richtige Legasthenie, d.h. die Unfähigkeit, ein gehörtes Wort schriftlich niederschreiben zu können, besteht selten. Sorgfältige Diagnostik und wirklich gezielte Hilfen werden oft nötig.

Die Methodik und Didaktik im derzeitigen Bildungssystem in Deutschland verschärfen diese stark belastenden Zusatzprobleme. Auch für Kinder ohne ADHS wird das aktuell viel zu früh eigenmotivierte, selbstangeleitete Lernen mit wenig systematischem Vorgehen (und immer wieder neuen Vorgaben, wie Lesen, Schreiben, Rechnen gelernt werden soll) oft mühsam. Üben und Wiederholen ist seit Jahren eigentlich Sache des Elternhauses, Kinder und Jugendliche mit ADHS haben aber wenig »Lust« dazu. Dabei ist seit Jahren international bekannt, dass die größten Schwierigkeiten in solchen Familien bei den Hausaufgaben und bei dem Vorbereiten auf Klassenarbeiten entstehen.

Ein klassisches Problem sind die Textaufgaben in Mathematik, auch für Kinder mit ADHS, die bis dahin keine Lernstörungen zeigten: Es gilt, den ganzen Text sofort sinnerfassend und bedeutungsstiftend aufzunehmen, die Frage zu finden, Rechenregeln anzuwenden – bei zu geringer Arbeitsspeicherkapazität und mit Abrufschwierigkeiten, vor allem dann, wenn Basiswissen nicht »verautomatisiert« ist. Bruchrechnen gelingt nicht, wenn das Einmaleins nicht »sitzt«!

Oft werden teure Nachhilfestunden nötig, in der Not externe Hausaufgabenbetreuung, und/oder Lerntherapien, deren Finanzierung immer

schwieriger wird, wenn die Familie z. B. die Kosten nicht selbst bewältigen kann.
Viele Menschen mit ADHS bleiben, wie schon seit langem bekannt ist, bezüglich ihrer Schulleistungen weit hinter ihrem tatsächlichen intellektuellen Potential zurück.

ADHS und Einnässen

Sowohl impulsiv-unaufmerksam-hyperaktive Kinder als auch die unaufmerksamen Träumerchen werden oft erst spät nachts trocken. Durch ihren Wahrnehmungs- und Reaktionsstil haben sie oft Schwierigkeiten mit der »richtigen« Körperwahrnehmung. Als Kinder sind sie oft abgelenkt oder so ins Spiel versunken, dass sie gar nicht merken, dass sie zur Toilette müssen oder erst im »letzten Moment« gehen.
Werden sie nicht regelmäßig (unaufgeregt) zur Entleerung angehalten, entwickelt sich kein inneres Gefühl dafür, wie viel in die Blase passt. Tagsüber »geht dann oft ein bisschen in die Hose«.
Daneben schlafen viele Kinder mit ADHS so tief, dass sie durch nichts mehr weckbar sind. Sie profitieren entsprechend auch nicht davon, nachts geweckt zu werden, da sie gar nicht richtig aufwachen können und somit ein nächtlicher Toilettengang für sie gar nicht erlebbar wird.
Viele profitieren auch nicht von der »Klingelhose«, obwohl die ganze Familie wach wird, nur nicht das betroffene Kind.
Das Problem verschärft sich, wenn mit überzogenen Strafmaßnahmen gegengesteuert, nur mit Belohnungspunkten für trockene Nächte gearbeitet wird. Nötig sind vielmehr eine gezielte Aufklärung und regelmäßige Toilettengänge auch tagsüber mit Abmessen der Urinmenge (nicht der Trinkmenge!), um ein Gefühl zu bekommen, was in die Blase hineinpasst.

ADHS und Einkoten

Diese Störung tritt erfreulicherweise seltener zusätzlich auf, ist aber ähnlich begründet wie das Einnässen. Es gibt Kinder mit ADHS, die aus irgendeinem (meist körperlichem) Grund den Stuhlgang lange zurückhalten und dann plötzlich und unerwartet eine schmerzhafte Erfahrung

beim Absetzen sehr harten Stuhlgangs machen müssen. Angst entsteht dann sehr schnell davor, dass der Toilettengang wieder weh tut, sodass sie immer mehr versuchen, den Stuhlgang zurückzuhalten. Dies kann im schlimmsten Fall zu richtigen Enddarmerweiterungen führen.
Einige sind aber auch einfach »zu schnell« auf der Toilette oder säubern sich nicht richtig.
Vorhaltungen, Strafen oder die Verpflichtung zum Auswaschen der Hose helfen nicht, sondern verschlimmern die Angelegenheit, die auch überhaupt nicht durch ein Interpretieren von Hintergründen oder etwa durch eine Spieltherapie positiv beeinflussbar ist. Zunächst sollte abgeklärt werden, ob eine organische Ursache für das Einkoten vorliegt. Zudem sollte durch entsprechende Ernährung und Trinken für weicheren Stuhlgang gesorgt werden. Regelmäßiges Stuhlabsetzen nach Aufklärung und Erklärung über ausreichend lange Zeit schafft wirkungsvoll Abhilfe.

ADHS und Schlafstörungen

Viele Kinder mit ADHS halten besonders im ersten oder sogar in den ersten zwei Lebensjahren ihre Eltern tagsüber und auch nachts sehr auf Trab. Im ersten Lebensjahr verschärft sich dies, wenn die Kinder immer wieder an einem anderen Platz aufwachen als dort, wo sie eingeschlafen sind. Nichts ist kontraproduktiver bei einem reizoffenen, erregten Kind, als es immer wieder mit etwas anderem ablenken oder beruhigen zu wollen. Orte und Situationen mit vielen Reizangeboten sollten bei schlafgestörten Kindern mit ADHS im frühen Lebensalter vermieden werden. Sie profitieren von Gleichmäßigkeit und einem sehr geregelten Tagesablauf.
Viele Kinder mit ADHS sind im Kleinkindalter abends einfach deshalb nicht müde, weil sie sich mittags zu gut ausgeschlafen haben. Wird das Mittagsschläfchen entsprechend verkürzt, die Kinder nachmittags gut beschäftigt (mit möglichst wenig Medienkonsum!), lässt sich auch dieses Problem mit möglichst immer demselben Abendritual eindämmen. Kleine Balgereien abends, meist mit dem heimkommenden Vater, drehen aber auf. Ein selbstständiges »Herunterregulieren« gelingt dem Kind mit ADHS nicht.

ADHS und weitere Störungen

Je geistig aufgeweckter ein Kind mit ADHS ist, desto früher wird man akzeptieren müssen, dass es einfach deutlich weniger schläft als andere Kinder. Viele Kleine sind zudem oft schon sehr früh wach und fit – auch am Wochenende.
Kommen die Kinder dann in die Schule, verändert sich dies (an Schultagen) oft schlagartig. Sie finden dann abends nicht ins Bett und in den Schlaf, sind morgens sehr müde und antriebsschwach, weil sie »keine Lust« auf das haben, was sie über den Tag erwartet. Gibt es nun schon eine Schimpferei morgens wegen der »Trödelei«, ist die Schule zudem aus irgendeinem Grund schwierig, wird der ganze Schulvormittag für das Kind zur Qual. Es ermüdet immer wieder, ist entsprechend nicht dabei, wird unruhig oder träumt. Entsprechend erfährt es negative Reaktionen, die sich meist bei den Hausaufgaben nachmittags fortsetzen. Das Kind/der Jugendliche kann dann abends häufig nur wegen seiner bedrückten Stimmung schlecht zur Ruhe kommen. Viele entwickeln leider sehr früh schon ein hintergründig schlechtes Gewissen und vor allem auch Schuldgefühle (wenn z.B. Mama nach ungeduldigem Schreien weint). Wird das Schlafengehen schwierig, wird erneut geschimpft. Das Kind/der Jugendliche gibt an, noch etwas zu trinken zu brauchen, kommt immer wieder aus dem Zimmer und erfährt durch zunehmend genervtes Reagieren eine Erregungssteigerung. Dies wirkt sich wiederum wenig schlaffördernd aus.
Plötzliches, gellendes Aufschreien zwischen dem zweiten und siebten Lebensjahr, die sogenannte Nachtangst, ist typisch bei ADHS. Die Kinder lassen sich nicht beruhigen, wachen auch gar nicht richtig auf – wissen am nächsten Morgen aber nichts mehr davon. Das Aufschreien erfolgt ohne Zusammenhang mit irgendwelchen problematischen Ereignissen und muss nicht behandelt werden, verschwindet ganz von allein wieder.
Albträume gibt es immer wieder bei Kindern mit ADHS, die in Vollmondphasen auch mit Schlafwandeln verbunden sein können. Morgendliches Sprechen im Schlaf ist ein Phänomen, das phasenweise auch Erwachsene begleiten kann.
Viele Kinder mit ADHS müssen sich offensichtlich sicher fühlen, wenn sie schlafen. Die Sicherheit kann durch ein Kuscheltier, einen ganz spezifischen Lieblingsschlafplatz (im Hochbett oder eher »höhlenartig« unter dem Bett), das nach »Mama« riechende T-Shirt, später ein Meerschweinchen, eine Katze oder einen Hund hergestellt werden. Manche

Geschwister streiten tagsüber heftig, liegen aber nachts zusammen im gleichen Bett.

Auch Jugendliche und Erwachsene mit ADHS haben oft große Schwierigkeiten, abends abschalten zu können. Viele trinken abends Alkohol, um dies zu erreichen. Etwas lesen oder etwas hören, was man gerne mag, erleichtert das Einschlafen, keinesfalls allerdings Fernsehen, Computer spielen oder Grübeln.

Der tatsächliche Erholungsschlaf bei ADHS im Erwachsenenalter ist kürzer, oft reichen fünf bis sechs Stunden. Ab und zu gibt es einen »Schwächeltag«, an dem mehr Schlaf sein muss.

Die biologische Mitternacht findet bei ADHS mit der körpereigenen Melatoninausschüttung wohl eine Stunde später statt (bei Nicht-Betroffenen etwa um 3 Uhr). Viele Menschen mit ADHS leiden deshalb nicht nur im Jugendalter darunter, regelrecht aus einem »komatösen« Schlaf zu kommen, wenn der Wecker sehr früh klingeln muss.

ADHS und schwere Störung des Sozialverhaltens (Dissozialität)

Offensichtlich gibt es diese sehr schwere Verlaufsform nur »aufgesattelt« auf ADHS, wobei häufig aber auch noch ungünstige Bedingungen in der Herkunftsfamilie, der Wohnumgebung, der finanziellen Ausstattung, des Medienkonsums und in den Bemühungen um soziale Integration dazukommen.

Süß und strahlend in der frühen Kinderzeit wirken solche Kinder und Jugendliche eher nicht. Sie nehmen ihre Umwelt schon oft sehr früh eher unangenehm oder bedrohlich wahr oder sind ausgestattet mit einem extremen Freiheitsdrang und lassen die an sich typische Empathiefähigkeit vermissen. Manche sind auffallend hart im Nehmen, schmerzunempfindlich. In ihrer Ruppigkeit sind sie (untypisch) zum etwas heftigen Streicheln von Tieren (bei an sich großer Tierliebe) oft grausam zu Tieren. Solche Kinder benutzen früh Gegenstände, mit denen sie andere schlagen. Sie lieben Waffen und benutzen sie. Sie stehlen nicht nur Geld zu Hause oder plündern das Sparschwein des Geschwisterkindes (wie das typischerweise bei ADHS zwischen dem achten und zwölften Lebensjahr leider oft eine Weile üblich ist), sondern begehen

ADHS und weitere Störungen

schon als Kinder oder junge Jugendliche Einbrüche, stehlen unter Umständen notorisch, hehlen, rauben.

> Lars war schon immer sehr impulsiv und fühlte sich extrem schnell angegriffen. Bereits im Grundschulalter wurde bei ihm ADHS diagnostiziert. Er erhielt zwei Jahre Behandlung mit Verhaltenstherapie und Medikation und wurde beobachtbar stimmungsstabiler, konnte besser mitmachen, leisten.
> In einer plötzlich einsetzenden und sehr schwierigen pubertären Entwicklung begann er nach vorzeitigem Abbruch der Behandlung (weil seine Lehrer sehr negativ auf das Konzept reagierten), erneut auf Provokationen mit Schlagen und später mit Treten zu reagieren. Hormonbedingt entfachte sich urplötzlich ein Gefühl extremer Wut, wenn mit den üblichen Sanktionen reagiert wurde. Diese Wut entlud sich auf dem Heimweg bei geringsten Sticheleien in heftigen Schlag- und Tretattacken (gut verautomatisiert!) und führte zu mehrfacher Inhaftierung wegen schwerer Körperverletzung schon beginnend vor dem 18. Lebensjahr.

Oft treten schon sehr früh Substanzmissbrauch, Fahren ohne Führerschein und leider zum Teil auch sexuelle Übergriffe auf.
Solche Kinder und vor allem Jugendliche fühlen sich stark und gut nach der Tat und sind sich über die Auswirkungen ihrer Kraft und Gewalt auch im Nachhinein in keiner Form »bewusst«. (Bei ADHS an sich wird die »Tat« in aller Regel selbst negativ gesehen, »bereut« mit der Bereitschaft zur Entschuldigung und oft fast übertrieben anmutenden Wiedergutmachungsbestrebungen.)
Bagatellisierung erfolgt »Dem habe ich doch nur eine gegeben!« oder »Der ist selbst schuld!« oder es galt, die »Familienehre« zu verteidigen. Es besteht eine völlige Überzeugung – und dies nicht nur in der Pubertät – sich wehren zu dürfen und zu müssen bei subjektiv nicht sofort nachvollziehbaren Vorgaben. Besonders in diesem Zusammenhang erscheint die Zunahme an brutalen Computerspielen mit entsprechendem Modellverhalten hochbrisant und gefährlich.
Ein sehr schwieriges Thema sind die sexuellen Übergriffe bei der schlichten Unfähigkeit, Bedürfnisse anderer zu erkennen, allein mit dem Ziel, die eigene Befriedigung zu suchen oder aus eigener ent-

täuschter Erwartung heraus. Die Zahlen auch zur Rückfälligkeit bezüglich Vergewaltigung, sexuellem Kindesmissbrauch und pervesem Verhalten sind erschreckend. Viele dieser schlimmen Taten passieren im Rausch von Alkohol und Drogen.

ADHS und Sucht

Alles, was ein Mensch subjektiv rein emotional als richtig positiv bewertet, löst im Gehirn im emotionsregulierenden System einen Dopaminstoß aus.
Unwillkürlich entwickeln viele von ADHS Betroffene (auch ohne Störung des Sozialverhaltens!) mit ihrem ständig »hungrigen« Belohnungs- und Motivationssystem »Aktivierungssüchte«. Meist wird ab dem frühen Jugendalter »irgendwie« registriert, dass die Stimmung und Leistungsfähigkeit immer besser wird, wenn man z. B. schnell Snowboard fährt und das auch klappt, bis sich ein »Flowgefühl« einstellt, man immer sicherer und wagemutiger wird.
Bei ADHS scheint nicht nur eine Unfähigkeit zu einer recht gleichmäßigen Gestimmtheit zu bestehen, sondern auch die Genussfähigkeit ist vermindert. Dadurch wird der Betroffene schnell und oft unausweichlich dazu getrieben, sich ausreichende subjektive Befriedigung sozusagen von »außen« zu holen – der eine mit exzessivem Sport oder Aufsuchen des Hochrisikos, der andere über Spielen, Kaufen, Sexualität.
Aktuell wird erstmals durch den Kriminologen Professor Christian Pfeiffer deutlicher auf die Gefahren der Computerspielsucht hingewiesen, vor allem bei Jungen im Zusammenhang mit allgemein absinkendem Schulerfolg in Deutschland, mit besonderer Betonung der unsäglichen Inhalte der »Ballerspiele«, wie es allgemein verharmlosend heißt. Kinder mit ADHS sind in oft schon sehr jungem Alter besonders geschickt im Umgang mit elektronischen Geräten, findig im Knacken von Codes, superschnell auf hohen Levels beim Spielen. Je erfolgreicher sie sind, desto lieber und häufiger begehren sie solches, bis hin zu lang anhaltendem und verzweifeltem Gebrüll, regelrecht »ausrastend«, wenn man das Spielen beendet oder beenden will. Hier lauert größte Suchtgefahr – PCs und Spielkonsolen sollten möglichst nicht in den Kinderzimmern stehen!

Sieht ein Betroffener mit ADHS etwas, was er gerade gerne hätte und hat er Geld in der Tasche, wird häufig sofort gekauft. Geldmangel führt in frühen Jahren häufig zum Stehlen von Geld oder Gegenständen – meist nur vorübergehend.

Später wird öfters einfach aus Frust gekauft, der Überblick über das vorhandene und benötigte Geld fehlt im Zeitfenster des »Hier und Jetzt«. Nicht nur im jungen Erwachsenenalter, sondern öfters auch bei reiferen Erwachsenen entstehen daraus z.T. gravierende Probleme.

Bei vielen ist die Lust am Sex groß, nicht nur typisch in der ersten Verliebtheit (und dann oft eben spontan, heftig und ungeschützt). Der Drang zur Befriedigung kann so heftig werden, dass diesem immer schneller und häufiger nachgegeben wird, oft auch zur Wiederherstellung der Befindlichkeit nach Misserfolg, aber bei nachlassender, anhaltender Befriedigung und der Notwendigkeit der Wiederholung.

Bisweilen werden Betroffene auch süchtig bei intensiver und anerkannter Arbeit (im Bereich ihrer Neigung, bei Hilfstätigkeiten für andere), in der Hoffnung auf mehr Anerkennung für die oft enorme Leistung und Leistungsbereitschaft. Oft werden sie aber fälschlicherweise als »workaholic« bezeichnet, weil sie so viel arbeiten müssen, da sie bei Zusagen im »flow« nicht ermessen konnten, wie viel Zeit sie für ein Projekt tatsächlich benötigen.

Substanzen wie Nikotin, Alkohol, THC (Haschisch und Marihuana), Kokain erhöhen bekanntlich aber auch die Dopaminzufuhr in genau den Hirnrealen, die für die Motivation und Belohnung zuständig sind. Dasselbe passiert, wenn jemand zum Beispiel Schokolade isst, viele Kohlenhydrate zu sich nimmt.

Wenn man sich dann als Teenager das Lernen erträglicher gemacht hat durch Essen von Süßigkeiten und nun die »Speckröllchen« bemerkt, ist der Schritt zur impulsiven Ess-Brech-Sucht schnell getan. In ihrer absoluten Verzweiflung sind gerade junge Mädchen mit ADHS (und einer gewissen Anlage zur Zwanghaftigkeit) jedoch so froh, eine Sache besser zu beherrschen als alle anderen – nämlich gar nicht mehr zu essen (Magersucht) oder alles sich sofort wieder abzutrainieren.

Obwohl auf diese Entwicklungen seit Jahren von Experten für ADHS im medizinischen und psychologischen Bereich wie auch von Selbsthilfegruppen immer wieder hingewiesen wird, verwundert wirklich, wie wenig Offenheit und Akzeptanz bis heute für das Thema ADHS in der Suchtmedizin und Drogenberatung besteht.

ADHS und Unfallrisiko

Kinder mit ADHS haben ein eindeutig höheres Risiko als Nicht-Betroffene, sich durch Stürze, Verbrühungen, Verbrennen, Verschlucken etc. zu verletzen. Ihre Verletzungen sind schwerer, sie müssen auch öfters stationär behandelt werden.
Familien mit kleinen Kindern mit ADHS, die vorwiegend hyperaktiv sind, ist es oft unangenehm und manchmal sogar peinlich, wenn sie wegen Verletzungen ihrer Kinder immer wieder den Arzt oder die Ambulanz aufsuchen müssen.
In den wissenschaftlichen Untersuchungen zu diesem Thema wird dabei die Zahl der von ADHS betroffenen Kinder auch bei Verkehrsunfällen als hoch eingeschätzt, sodass sich wahrscheinlich bald herausstellen wird, dass Kinder und Jugendliche mit ADHS hier ein zusätzliches, schmerzhaftes und teures Risiko mit sich tragen.
Die Akzeptanz von ADHS bei Versicherungsgesellschaften scheint indes bereits vorhanden zu sein: ADHS gilt wohl als Hochrisiko und führt immer öfter zum Ausschlusskriterium, wenn Eltern ihre Kinder z. B. privat kranken- oder unfallversichern wollen oder junge Erwachsene eine Berufsunfähigkeitsversicherung abschließen wollen.
Das größte Risiko stellt für ADHS-Betroffene bis ins reife Erwachsenenalter die Teilnahme am Straßenverkehr dar. Viele lieben z. B. Geschwindigkeit, sind eben auch hier zu impulsiv, unterschätzen den Aufpralleffekt mit dem Roller bei einer Kollision oder im Auto den Aufpeitscheffekt von toller Musik, aber auch von kontroversen Diskussionen beim Fahren. Risikoreiches Überholen, Fahrerflucht und Fahren unter Alkoholeinfluss sind zusätzliche »typische« Verkehrsdelikte, vor allem im jüngeren Lebensalter.

Literaturempfehlung:
- Standardwerk ist das Buch von Stollhoff, K. et al.: Hochrisiko ADHS, Plädoyer für eine frühe Therapie, Schmidt-Römhildt, 2002.
- Ein komprimierter, sehr klarer Beitrag wurde 2006 in der Fachzeitschrift »psychoneuro«, Nr. 7/8, 2006, S. 386–391, von Martin Klein veröffentlicht: »Unfallgefährdung bei Kindern und Jugendlichen mit Aufmerksamkeits-defizit/Hyperaktivitätsstörung«.
- Die Autorin hielt zum Thema »ADHS im Straßenverkehr« einen Vortrag, nachzulesen auf der CD des Kongresses in Bad Boll 2006.

- Im bemerkenswerten Buch von Eitle, W.: Herausforderung ADHS. Grundwissen und Hilfen für Kindergarten, Schule, Hort und Heim, Auer, 2006, wird das Unfallrisiko im Rahmen des Grundwissens über ADHS behandelt.

ADHS und (Asperger-)Autismus

Neuerdings wird in manchen Ambulanzen und Kliniken für Kinder- und Jugendpsychiatrie rascher die Diagnose einer autistischen Störung als die einer ADHS gestellt. Dabei wird wohl abgehoben auf die typischen Merkmale der gestörten sozialen Interaktion, der motorischen Ungeschicklichkeit, eingeengter, stereotyper, sich wiederholender Interessen, auf die Störung der nonverbalen Kommunikation, auf die Störung im Verständnis der Sprache und unter dem Aspekt, dass bei Autisten Sprache nicht unbedingt der Kommunikation dient (bei oft verzögerter Sprachentwicklung, oberflächlich betrachtet »perfekter« expressiver Sprache, die auch formal »pedantisch« wirken kann, oft mit eigentümlichen stimmlichen Auffälligkeiten.)
Die Gestik wird oft nur eingeschränkt benutzt, ebenso die Mimik, der Blick wirkt oft »eigentümlich«.
Tatsächlich entsteht wie bei ADHS eben nicht die Fähigkeit, die eigenen Gedanken, Gefühle, Wünsche, Absichten und Vorstellungen und diejenigen anderer zu erkennen, zu verstehen und vorherzusagen – aber bei Autisten viel extremer und überdauernd bestehen bleibend.
Im Gegensatz zum autistischen Kind kann das Kind mit ADHS sehr wohl kooperativ und sozial ein Rollenspiel spielen, hat sehr wohl ein Verständnis für psychische Vorgänge, die es auch sprachlich bezeichnen kann, hat spontan Freude daran, Interessen oder Tätigkeiten mit anderen zu teilen (wenn auch nur aus seiner Perspektive!).
Die Forschung wird in der nächsten Zeit bezüglich der »Schnittmenge« zwischen beiden Störungsbildern spannend. Wenn Eltern ihre Kinder in einer Diagnose nicht wiedererkennen, sollten sie immer den Mut haben, eine zweite Meinung einzuholen!

10 Wogegen ist »Vorbeugung« möglich?

Die typischen Folgestörungen von nicht erkanntem oder unbehandeltem ADHS sind früher oder später:

- Strategisch-organisatorische Defizite
- mangelndes Zeitgefühl
- Beeinträchtigung aller Lern-, Speicher- und Auftragsfunktionen
- mangelnde Begabungsumsetzung
- Probleme in der sozialen Eingliederung
- emotionale Entwicklungsverzögerung

Ganz anders als es vielerorts gehandhabt wird mit der Aussage, man könne nicht vor dem sechsten Lebensjahr ADHS diagnostizieren, schafft frühes Erkennen und Akzeptieren von ADHS die Voraussetzung, schon möglichst rasch durch zum Beispiel klare Regeln und Strukturen gezielte Hilfestellung zu schaffen (siehe unten).

Die wichtigste »Übung« zur Vorbeugung scheint zu sein, dass man sich nicht durch alle möglichen, sicher gut gemeinten Ratschläge immer wieder verunsichern lässt:

- »Beruhigen Sie sich, das Kind ist doch nur verhaltensoriginell und ein bisschen eigensinnig.«
- »Das ist doch alles noch im Rahmen der normalen Entwicklungsvariabilität.«
- »Wollen Sie Ihr Kind schon jetzt als krank bezeichnen?«
- »Bei uns in der Familie gibt's halt solche Eigenbrödler.«

Schwierigen Entwicklungen kann vorgebeugt werden. Noch zu viele probieren in einer Art Aktionismus alles Mögliche aus (in der vermeintlich beruhigenden Gewissheit, eben nichts unversucht gelassen zu haben). ADHS nicht sofort sehen und erkennen zu können, ist die eine Sache. Ausgesprochen kontraproduktiv ist es jedoch, ADHS nicht sehen und erkennen zu wollen.

In der Familie heißt es dann unter anderem: »So etwas gibt es bei uns nicht!« oder »Davon halte ich nichts!« oder »Auf keinen Fall nimmt mein Sohn dieses Medikament!« etc. Vor allem in pädagogischen Fachkreisen heißt es oft: »Wir lassen das ADHS mal außen vor. Wir haben eine andere Sichtweise« mit typischen Interpretationen.

Genauestens sollte unter die Lupe genommen werden, was dann speziell »professionell« angeboten wird:

- von durchweg sehr kompetent und erfahrenen pädagogischen Fachleuten
- sogar in aufsuchender Hilfe (mit Hausbesuchen!)
- mit passgenauen oder gar als maßgeschneidert bezeichneten Hilsangeboten
- in Form von »runden Tischen«
- als sozialpädagogische Familienhilfe
- als Erziehungsbeistandschaft
- mit Prinzipien des multiperspektivisch-sozialpädagogischen Fallverstehens, wobei die Perspektiven und Standpunkte aller Betroffenen und der verschiedenen Experten ganzheitlich zusammengefügt werden und auf Unterschiede und Gemeinsamkeiten verglichen werden.

Das klingt erst mal sehr gut, genauso wie der Ansatz, die Eltern stärken zu wollen.

Die Frage ist nur, wie es dann tatsächlich umgesetzt wird. Leider wird häufig eine auch noch so sorgfältige medizinische und/oder psychologische Diagnose und Therapieempfehlung mit einer »systemischen, familiendynamischen Diagnose« stark interpretierend relativiert.

Die sogenannte sozialpädagogische Diagnose ergänzt dies dann noch durch Einschätzung des Selbstwertgefühls eines Kindes und der sozialen Integration. Anhand von motorischen Spielen soll z. B. eine konstruktive Konfliktbewältigung erfolgen und erlernbar sein in der Gruppe. Dabei werde das Selbstwertgefühl gestärkt. Grenzen und Verhaltensregeln werden festgelegt, beratende Elterngespräche finden statt (aber ohne jegliche Psychoedukation!). Die Hilfe zur Selbsthilfe erfolgt anhand der Diskussion, was helfen könnte.

Natürlich erfolgt dann »wohl überlegt« und »gut vorbereitet« mit Supervision z. B. im Jugendamt, in einer Jugendhilfeeinrichtung, auf einer Erziehungsberatungsstelle, u. a. unter Abarbeitung der Fragen:

- Was ist das Ziel der Fallbesprechung?
- Was wäre nachher ein gutes Ergebnis?
- Woran würde man konkret merken, dass ein Problem verschwunden ist?
- Gibt es einen versteckten Gewinn, wenn das Problem weiter besteht?
- Erinnert die Beziehung zum Kind der Familie an eigene Erlebnisse in der Biographie?
- Gibt es Situationen, in denen das Problem nicht aufgetreten ist, und was war da anders und wie ließe sich das bewerten?
- Welche Ressourcen wurden zu wenig berücksichtigt und was würde sich verändern, wenn man sie einsetzt etc.?

Die Beschaffung eines angemessenen Schulplatzes gehört jedoch nicht zu diesen Aufgaben, auch nicht die konkrete Durchführung von Hausaufgaben. Dies ist sicher gut gemeint mit der Absicht, niemanden bevormunden zu wollen und den Eltern mit »Empowerment« den Rücken zu stärken – nachdem man vorher ausgiebig festgestellt hatte, wo die »Schuld« lag oder zu finden ist.

Die Beobachtungen der Ergebnisse solchen Vorgehens bei Familien mit ADHS und vor allem mit Zusatzstörungen sind enttäuschend bis niederschmetternd.

Je früher man versucht, ADHS funktionell zu verstehen und akzeptiert, dass die Kinder und Jugendlichen eben nicht aus Einsicht mit Übersicht, Rücksicht, Nachsicht und Vorsicht lernen und leben können, desto besser.

Je früher akzeptiert und verstanden wird, dass diese Kinder und Jugendlichen nicht mit dem festen Vorsatz morgens aufstehen, ihr Umfeld zu ärgern und man sie nicht von morgens bis abends gereizt drängelt, an ihnen herumnörgelt, sie ständig ausschimpft, ihnen droht, desto weniger entstehen die Komplikationen wie oppositionelles Trotzverhalten, Verlust- und Existenzängste und/oder depressive Verzweiflungseinbrüche.

Wenn akzeptiert wird, dass Kinder und Jugendliche mit ADHS eben nicht aus Erfahrung lernen können und Routinen mit ihnen unaufgeregt eben so lange eingeübt werden müssen, bis sie »sitzen«, kommt man mit ihnen (auch als selbst betroffener Elternteil mit ADHS) wesentlich besser zurecht. Wenn sie nicht, wie leider derzeit allgemein gefordert, schon ganz früh in die Selbstständigkeit entlassen werden, ihnen nicht grundsätzlich die Entscheidung überlassen wird, können sie sich besser orientieren und allmählich mit ihrem Verstand zum Teil auch besser steuern. Sie können nicht aus »natürlichen Konsequenzen« lernen. Es geht ihnen und ihrem Umfeld wesentlich besser, wenn man darüber hinaus nicht immer wieder versucht, ihnen erneut den Sinn und Zweck bestimmter Verhaltensweisen, Regeln und deren Einhaltung etc. zu erklären.

Vorbeugung ist auch der Entschluss, nicht immer wieder auf alte »Schandtaten« zu sprechen zu kommen, sondern jedem Tag eine neue Chance zu geben, nach vorn zu sehen. Jedes »Aufkochen« von Altkonflikten schwächt die ohnehin schon schwierige Selbstregulationsfähigkeit erneut.

Vorbeugend wirkt der Mut, im Zweifel den Kontakt zu einer Selbsthilfegruppe aufzunehmen, sich seriös zu informieren und eine kompetente Anlaufstelle zur Diagnose zu suchen, wenn es beginnt, richtig schwierig zu werden.

Literaturempfehlung:
- Nochmals wird in diesem Zusammenhang bezüglich der schwierigen und irreführenden Aspekte das Buch von Drüe, G.: ADHS kontrovers. Betroffene Familien im Blickpunkt von Fachwelt und Öffentlichkeit, Kohlhammer, 2006, empfohlen.
- Ein alter und verlässlicher Ratgeber ist u.a. neu aufgelegt worden: Eichlseder, W.: Unkonzentriert? Hilfen für hyperaktive Kinder und ihre Eltern, Beltz, 2003.
- Ebenso empfehlenswert ist: Wender, P.H.: Aufmerksamkeits- und Aktivitätsstörungen bei Kindern, Jugendlichen und Erwachsenen. Ein Ratgeber für Betroffene und Helfer, Kohlhammer, 2002.
- Mit sehr vielen »Anleihen« aus anderen Quellen fasst Werner Eitle mögliche Hilfen übersichtlich zusammen: Eitle, W.: Herausforderung ADHS – Grundwissen und Hilfen für Kindergarten, Schule, Hort und Heim, Auer, 2006.

11 Wie und durch wen wird die Diagnose gestellt?

Jedes einzelne Symptom von ADHS kann immer mal wieder bei jedem Menschen auftreten!
Wird ADHS diagnostiziert, geht es darum, wie ausgeprägt, überdauernd und wie stark einschränkend die Kernsymptomatik vorhanden ist, z. B. die Aufmerksamkeit und Konzentration tatsächlich und situationsabhängig nicht mobilisieren zu können, wenn es nötig ist, also immer wieder trotz Ausgeschlafenheit und körperlicher Gesundheit. Wie häufig kommt es vor, dass man vergisst, was man gelesen hat, dass man sich Inhalte einfach nicht merken kann, sich vor komplizierten Formularen oder Verträgen fürchtet etc.
In den letzten Jahren hat sich dazu viel verändert. Vor allem Erwachsene erkennen sich per Zufall beim Lesen eines Artikels über ADHS wieder oder bei dann intensiver Suche nach der Ursache ihrer Schwierigkeiten in entsprechenden Internetseiten oder Büchern. Sie gehen dann gezielt auf die Suche nach Hilfe, vor allen Dingen dann, wenn sie sich in den eventuell schon gestellten Diagnosen »irgendwie« nicht wiedererkennen oder merken, dass eine Behandlung nicht half/hilft.
Durch die vermehrte Aufklärung über Informationsveranstaltungen, durch Selbsthilfegruppen, Vorträge, Kongresse oder gute Medienberichterstattung suchen Familien eine Anlaufstelle (meist natürlich vor Ort). Noch viel zu häufig entsteht aber Verwirrung, wenn man dann z. B. in einer Ambulanz oder einer Beratungsstelle ganz schnell »weiß«, dass es sich bei den geschilderten Problemen »sicher« nicht um ADHS handeln kann, auch wenn durchaus (meist recht kurze) Gespräche oder Tests stattgefunden haben (oder Fragebögen die Symptomatik sogar bestätigen).
Für Betroffene wesentlich ist die Klärung der Frage, wer wie und vor welchem theoretischen Hintergrund diagnostiziert. Die Befähigung zur kompetenten Stellung der Diagnose beinhaltet seitens des Fachmanns/der Fachfrau profundes und vor allem auch aktuelles Wissen über die

belegten neurobiologischen Hintergründe in den wesentlichen Fakten, Erfahrung und Zeit.

Für eine solche Person ist das biopsychosoziale Modell bei ADHS selbstverständlich. Es besagt, dass bei der genetischen Disposition die Selbstregulation gestört ist, was zur typischen Symptomatik führt mit den entsprechenden Auswirkungen auf die Interaktion mit dem Umfeld und dem Entstehen eventueller sogenannter komorbider Symptome wie z. B. Lern- und Leistungsstörungen, aggressiven Verhaltens- oder emotionalen Störungen.

Einer gut informierten Fachkraft ist bekannt, dass motorische Unruhe nicht das Leitsymptom ist, z. B. viele 4-jährige Jungen typischerweise in diesem Alter sehr aktiv sind, auch vorübergehend »hyperaktiv« sind, dass Aufmerksamkeitsstörungen auch auffallen, wenn jemand schlecht sieht, schlecht hört, gerade punktuell großen Kummer hat oder neu zugezogen die Sprache oder den Dialekt nicht richtig versteht.

Vorsicht muss immer geboten sein, wenn recht zügig Hypothesen über die Entstehung der Symptomatik durch Schwierigkeiten in der Familie aufgestellt werden, aber rasch beschwichtigt wird (»Jungs sind nun mal wild« etc.) oder nach wenigen Minuten beim Erwachsenen eine Depression diagnostiziert wird.

Tab. 13: Hilfen zur Identifizierung von ADHS

Was maskiert die Symptome von ADHS?	Was verschlechtert die Symptome von ADHS?
Hohe Strukturierung einer Situation	Unstrukturierte Situationen
Neuheitswert einer Situation	Wiederholungen von Bekanntem
Subjektives Interesse	Langeweile
Eine (positive) 1:1-Konstellation	Viel Ablenkung
Viel Kontrolle/Supervision beim Arbeiten oder im sozialen Miteinander	Wenig Aufsicht während selbstbestimmten Aktionen oder wenn Daueraufmerksamkeit gefordert ist
Viel Belohnung, viel positive Rückmeldung	Kein oder wenig Feed-back

Ein wirklich kompetenter Diagnostiker kennt meist ADHS inzwischen in jedem Lebensalter und weiß, dass sich ADHS nicht »auswächst« und sich in jeder (Herkunfts-) Familie selbst betroffene Erwachsene finden, z. B. bei Großeltern oder Geschwistern der Eltern. Die Voraussetzung für eine möglichst sichere Diagnose ist entsprechend die Erhebung der gesamten Vorgeschichte eines Patienten durch einen erfahrenen Kliniker (und das gelingt nicht in zehn Minuten).

Die größte Gruppe solcher Fachleute gibt es nach wie vor derzeit bei den Kinder- und Jugendärzten, bei niedergelassenen Kinder- und Jugendpsychiatern sowie klinischen Psychologen (psychologische Psychotherapeuten oder Kinder- und Jugendpsychotherapeuten, die verhaltenstherapeutisch ausgebildet sind), ergänzt von spezialisierten Hausärzten.

Sinnvollerweise konsultiert man im Zweifel die Selbsthilfegruppe vor Ort als zielgerichteten Anlaufpunkt zur Qualitätssicherung. Die dort engagierten Familien und Einzelpersonen kennen sich in aller Regel am besten damit aus, wer wirklich kompetent ist.

ADHS ist keine »Blickdiagnose«, auch nicht für jemanden, der einen »erfahrenen klinischen Blick« hat. Im Jugendlichen- oder Erwachsenenalter imponieren z. B. oft zunächst eher Symptome der überlagernden Ängste oder Depressionen oder die Symptome der raschen Stimmungswechsel, der Gereiztheit, auch der Wutausbrüche mit entsprechenden Schwierigkeiten mit Mitmenschen, mit oder ohne Substanzmissbrauch und niedrigem Selbstwertgefühl. Diese Symptome werden schnell zur Diagnose »Borderline-Pesönlichkeitsstörung«, auch wenn keine Selbstverletzung stattfindet und vor allem kein chronisches Gefühl der »inneren Leere« besteht (und abgefragt wurde).

Die Diagnose ADHS kann nicht von Erziehern, Lehrern, auch nicht von Sonderschullehrern oder Beratungslehrern, Ergotherapeuten, keinesfalls von Sozialarbeitern, Sozialpädagogen, Krankengymnasten, Logopäden, Heilpraktikern etc. gestellt werden.

Zur Diagnostik, Differentialdiagnostik und Therapie sind von den wissenschaftlichen Fachgesellschaften Leitlinien entwickelt und auch immer wieder überarbeitet worden für Kinder, Jugendliche und Erwachsene mit ADHS.

Literaturempfehlung:
Döpfner, M., Lehmkuhl, G. & Steinhausen, H. C.: Das Kinder-Diagnostik-System Aufmerksamkeitsdefizit- und Hyperaktivitätsstörung KIDS 1,

Hogrefe, 2006. Das Buch geht wissenschaftlich aktuell und fundiert von einer **Mehrebenen-Diagnostik** aus, d.h. von der kognitiven, emotionalen, physiologischen und Handlungsebene:

- multimethodisch, d.h. mit Verfahren zur Erfassung des klinischen Urteils, des Elternurteils, des Erzieher-, Lehrerurteils, des Urteils des Patienten sowie anhand von Verhaltensbeobachtungen und Testleistungen
- situationsspezifisch, d.h., das Auftreten der Störung muss in den unterschiedlichen Lebensbereichen erfasst werden
- individualisiert, d.h., die individuelle Ausprägung muss erfasst werden sowie die Therapieziele des Einzelnen
- behandlungsbezogen, d.h., es müssen sich konkrete Hinweise für die Therapie und Erfolgskontrolle ableiten lassen.

Besonders hervorzuheben ist, dass gut anwendbare Instrumente zur Verlaufskontrolle zu den Behandlungsstrategien der Psychoedukation, Beratung, Verhaltenstherapie und ggf. medikamentösen Therapie dazugehören und in angemessenen Abständen objektiv einsetzbar sind. Eine neuropsychologische Diagnostik wird ergänzend beschrieben, die Überprüfung von Intelligenz, die Abklärung von Entwicklungs- oder schulischen Leistungsdefiziten gefordert. Familiendiagnostik wird relativiert gesehen, eher ergänzend im Rahmen des Explorierens, wenn sich z.B. psychische Störungen bei Familienmitgliedern andeuten. Die organische Diagnostik gilt eher der differentialdiagnostischen Absicherung.

Für das Erwachsenenalter sind die Ausführungen von Krause, J. & Krause, K.-H.: ADHS im Erwachsenenalter, Schattauer, 2003, sehr zu empfehlen.
Umfassende Informationen zur Diagnostik/Differentialdiagnostik finden sich unter:
http://www.adhs.ch/add/differentialdiagnostik.htm

Bei Kindern und Jugendlichen ist es wichtig, dafür zu sorgen, dass sie beim Erfragen der ganzen Vorgeschichte nicht mit im Raum beim Interview anwesend sind, da sie sich bloßgestellt fühlen können.
Häufig werden von den Untersuchern ergänzend Fragebögen eingesetzt. Diese Fragebögen können die Anamneseerhebungen aber nicht ersetzen.

Immer wieder wird die Besorgnis geäußert, ADHS werde bei Kindern zu häufig diagnostiziert und vor allem viel zu schnell und oft unberechtigt medikamentös behandelt, auch wenn die realistischen Zahlen belegen, dass selbst bei sehr konservativen Schätzungen z. B. in Deutschland oder der Schweiz weniger als ein Drittel der deutlich betroffenen Kinder Behandlung erhält – und auch nicht so, wie es angemessen wäre.

Die internationale Umfrage bei den bereits erwähnten 938 Eltern legt sogar nahe, dass die Dauer vom ersten Arztbesuch bis zur Diagnosestellung durch einen Spezialisten zwei bis drei Jahre dauert – eine viel zu lange Zeit, in der Schaden entsteht und sich sekundäre Probleme entwickeln.

> **Aus einem Anamnese-Bogen**
> (schriftliche Angaben der Eltern zur Symptomatik)
>
> Allmählich wird deutlich, dass er im Lesen und Schreiben sehr im Rückstand ist, was sich bis Ende der 1. Klasse eher verschlimmert (trotz regelmäßigen »Übens« im Rahmen der Hausaufgaben).
> Es entwickeln sich Versagensängste. Er ist oft sehr belastet und unglücklich, blockiert, quält sich durch die Hausaufgaben, sein Selbstvertrauen ist dahin. Er ist angespannt, manchmal ganz untypisch »piepsig«, kompensiert mit von früher bekannten Ausbrüchen oder nochmals gesteigerter sportlicher Aktivität.
> Er müht sich furchtbar ab beim Lesen und Schreiben, scheint aber keinen Schritt weiter zu kommen (und es fehlt jedes Erfolgserlebnis für die ganze Quälerei).
> Jeder auch kürzere Text scheint für ihn eine Ansammlung von unentwirrbaren Mustern zu sein und wird möglichst ignoriert.
> Vor allem beim Schreiben nach Gehör scheint es für ihn ungeheuer schwierig zu sein, Laute klar zu differenzieren und in Buchstaben umzusetzen; bei einer Reihe von bestimmten Lauten scheint es sogar unmöglich zu sein.
> Er weiß plötzlich nicht mehr, wie manche Buchstaben, die er sicher schreiben konnte, geschrieben werden.
> Obwohl er – nach Beobachtung der Lehrerin – objektiv in der Klasse integriert ist und auch in der Pause »normal« mit den anderen spielt, scheint er sich subjektiv auch sozial in der Klasse furchtbar unter

> Druck zu fühlen. Er scheint sehr unglücklich über die für ihn und sein Geltungsbedürfnis nicht akzeptable Stellung in der Klasse und bringt wohl die mangelnde Anerkennung mit seiner mangelnden Leistung in Verbindung.
> Er macht immer mal wieder entsprechende Äußerungen, die für uns – in Zusammenhang mit seiner »krausen Phantasie« und »mangelnden« Erzählkunst – allerdings oft nicht klar zu enträtseln und einzuschätzen sind.
> Klar ist aber für uns Eltern, dass der arme Kerl offensichtlich sehr unter der Schule leidet und Hilfe braucht.

Tab. 14: Ein selbst entwickelter Beobachtungsbogen – Verhalten von Kindern und jungen Jugendlichen mit ADHS im Kindergarten/Unterricht

Verhalten des Kindes/ des Jugendlichen	nie/ selten	manch- mal	oft	sehr
Reagiert verzögert/desorientiert auf Ansprache				
Reagiert nicht auf Ansprache				
Reagiert »motzig« auf Ansprache				
Macht Geräusche (singt, brummt, schmatzt, johlt, pfeift, stöhnt immer wieder)				
Jammert oder meckert				
Kommentiert, redet dazwischen ohne Aufforderung				
Motorische Unruhe (z.B. wippt, klopft, nestelt, zappelt)				
Kaut auf etwas herum				
Steht plötzlich auf				
Müdigkeitszeichen (gähnt, räkelt sich)				

Verhalten des Kindes/ des Jugendlichen	nie/ selten	manch- mal	oft	sehr
Aufmerksamkeit lässt vorschnell nach (guckt auf die Uhr, wendet sich ab)				
Träumt weg (Blick wird »leer«)				
Spricht (platzt) dazwischen				
Redet zu viel/laut (bei Aufforderung)				
Gibt auf, bevor Aufgabe zu Ende ist (mit Resignationszeichen in Mimik/Gestik/Motorik)				
Reagiert aggressiv/bockig (ohne erkennbaren Anlass)				
Reagiert überempfindlich auf Körperkontakt, Berührung				
Stört andere (fasst Dinge an, provoziert Personen)				
Dysrhythmisch und/oder etwas unkoordiniert in der Bewegung				
Sucht Material länger				
Vergisst Material				
Fängt verzögert Aufgaben an				
Kriegt »Übergang« nicht mit				

Der nachfolgende Fragebogen wurde vor zehn Jahren als Screening-Fragebogen ebenfalls selbst entwickelt.

Fragebogen an die Eltern

Test-Datum: _____

Name: _____

Welche der folgenden Eigenschaften oder Beschreibungen trifft auf Ihr Kind zu? Bitte kreuzen Sie jeweils an, was noch am ehesten für Ihr Kind passt.

Beobachtungen:	Ja	Nein
1. motorische Unruhe, dauernd in Bewegung zuhause (besonders im Kleinkindalter)		
2. kann nicht stillsitzen beim Essen, Hausaufgaben machen		
3. springt impulsiv von Tätigkeiten auf		
4. motorische Unruhe im Kindergarten/Schule		
5. Stehen vor dem 9. Lebensmonat		
6. freies Laufen vor dem 12. Lebensmonat		
7. frühes Klettern, Hüpfen von Gegenständen enormer Höhe		
8. auf Fahrzeugen stets auf Geschwindigkeit bedacht		
9. reagiert blitzschnell		
10. kein Gefühl für Gefahr, eher »tollkühn«		
11. häufige kleine Unfälle, viele »blaue Flecken«		
12. unharmonische Bewegungen feinmotorisch		
13. nie »Zeit« zum Malen, Basteln		
14. Schwierigkeiten beim Knöpfen, Schuhebinden, mit Messer und Gabel hantieren		
15. schlechte Schrift vor allem beim schnellen Schreiben		
16. »schafft gern«		
17. als Baby »anstrengend« (wenig Schlafen, viel Schreien)		
18. braucht intensive Betreuung (heute noch)		
19. dabei sehr aufgeweckt wirkend		
20. sonnig und fröhlich		

Beobachtungen:	Ja	Nein
21. sehr frühe Sprachentwicklung mit rasch großem Wortschatz und guter Tonimitation oder auch deutlich verzögerte Sprachentwicklung		
22. Sprechstörung		
23. schläft schlecht ein		
24. wacht sehr früh auf		
25. hat Angstalpträume		
26. nestet im Bett bei Tiefschlaf		
27. macht nachts noch ins Bett (keine Methode hilft)		
28. schwitzt leicht		
29. sehr berührungsempfindlich, obwohl selbst »massiv«		
30. sehr geräuschempfindlich, obwohl selbst laut		
31. Bauchweh (rund um den Nabel)		
32. Kopfweh		
33. öfter Durchfälle		
34. öfter Verstopfung		
35. riecht manchmal sehr komisch aus dem Mund (vor allem morgens)		
36. später Zahnwechsel		
37. sehr gutes Gebiss		
38. spät einsetzende Pubertät (vor allem bei Jungen)		
39. Allergien		
40. Süßigkeitengier		
41. spürt sofort, ob ihm/ihr jemand gewachsen ist und ob sie/ihn jemand mag		
42. kann sehr mitfühlend sein		
43. in der 1:1-Situation super zu haben, problematisch wird es, sobald ein Dritter, Vierter etc. dazukommt		
44. geringe Ausdauer beim Spiel		

Wie und durch wen wird die Diagnose gestellt?

Beobachtungen:	Ja	Nein
45. schwer lenkbar/eigensinnig, lässt sich nicht korrigieren		
46. fängt viel an, bringt wenig zuende (es sei denn, es besteht großes Eigeninteresse)		
47. Trödeln bei stereotypen Umsetzungsverrichtungen wie Anziehen/Ausziehen, Zähneputzen, evt. Essen und vor allem Hausaufgaben machen		
48. beim Handeln häufiges »Kreiseln« von Reiz zu Reiz (nimmt etwas in die Hand, sieht dabei etwas anderes, wendet sich diesem zu, ...), scheinbar ohne Ziel (trotz Auftrag)		
49. muss das, was er/sie sich in den Kopf gesetzt hat, sofort umsetzen, kann nicht abwarten		
50. kann nicht verlieren beim Spiel		
51. hat ausgeprägten Gerechtigkeitssinn (auch für andere), aber bei der Umsetzung Schwierigkeiten		
52. affektlabil (die Stimmung schlägt rasch um)		
53. begeistert sich rasch, die Begeisterung nimmt aber auch schnell wieder ab		
54. ist schnell frustriert, gibt leicht auf		
55. kriegt Jähzorns-/Wutanfälle		
56. weint leicht		
57. schmust gerne, aber nur, wenn er/sie will		
58. kann sehr stur sein		
59. vergisst »Unwesentliches« (d.h. alles, was sie/ihn nicht interessiert)		
60. heftige Reaktion auf hektische Situationen und Veränderungen (Bocken, Trödeln, impulsives Reagieren)		
61. kann Regeln nicht einhalten		
62. hat großes Autonomiebedürfnis		
63. erlebt gern viel		
64. kann alles gebrauchen (»Jäger und Sammler«)		

Beobachtungen:	Ja	Nein
65. ist sehr unordentlich, lässt überall alles stehen und liegen (ist sehr verwundert, wenn man sie/ihn darauf anspricht)		
66. scheint sehr selbstbewusst – ist es aber oft nicht		
67. ist von klein auf anders als die Geschwister		
68. nimmt rasch und spontan Kontakt auf – hat aber Mühe mit der Aufrechterhaltung		
69. kontaktete als Kleinkind besonders »sonnig« und freundlich		
70. »duzt« Erwachsene ungewöhnlich lang		
71. erzählt Dinge, die aus der Intimsphäre der Familie eigentlich nicht in die Öffentlichkeit sollen		
72. Gedanken und Handlungen sind oft nur schwer nachvollziehbar		
73. redet viel (und evt. schnell)		
74. motzt viel (»Sprechdurchfall«)		
75. verwickelt einen gern in Diskussionen (warum, wieso, wozu)		
76. stellt manchmal inhaltsleere Fragen oder fragt immer wieder dasselbe		
77. redet plötzlich von etwas, was überhaupt nicht zum Thema gehört		
78. hat für Kleinigkeiten oft ein hervorragendes Gedächtnis		
79. hat einen guten Orientierungssinn, kennt sich sofort wieder aus, auch wenn es lange nicht mehr an dem Ort war		
80. kommandiert gerne andere Kinder		
81. stört andere Kinder, indem es »ins Geschehen platzt«		
82. kommt besser mit wesentlich älteren oder jüngeren Kindern aus		
83. ist häufig (scheinbar) aggressiv gegen andere Kinder		

Wie und durch wen wird die Diagnose gestellt?

Beobachtungen:	Ja	Nein
84. nicht strafbar (»ist mir doch egal«)		
85. scheint sich ständig »in den Vordergrund« zu spielen		
86. ist nicht nachtragend bei »Eklat«		
87. kann bei schweren Kränkungen und Verletzungen »Elefantengedächtnis« entwickeln		
88. kann sehr hilfsbereit sein		
89. noch sehr verspielt und kindlich angesichts seines Lebensalters		
90. wird bei dem Versuch, ihn/sie zu beschwichtigen, erst richtig wütend		
91. kann sich nicht entscheiden		
92. »überfliegt« Textaufgaben und rät dann mehr, als dass er/sie rechnet		
93. ermüdet bei schwierig erscheinenden Aufgaben sichtlich (Augenreiben, Gähnen)		
94. kann direkt nach einer Situation nur schlecht oder wenig berichten		
95. kann seine eigene Leistung nicht richtig einschätzen		
96. scheint von den Eltern nichts »anzunehmen«		
97. scheint oft aus Erfahrungen nicht genügend zu lernen		
98. ist sehr beeinflussbar, wenn jemand etwas »kompetentes« sagt		
99. steigert sich schnell in etwas hinein		
Summe Punkte 1–99		

Abb. 2: Fragebogen an die Eltern (© Praxis Cordula Neuhaus, Esslingen)

Name des Kindes: _____

Kernsymptomatik	Item-Nr.	Anzahl Ja-Antworten	Symptom vorhanden?
Unaufmerksamkeit	7, 10, 11, 12, 13, 18, 43, 44, 45, 46, 47, 48, 53, 59, 60, 61, 65, 76, 79, 91, 92, 93, 94, 95, 97	(25)	50%
Hyperaktivität/Motorik	1, 2, 4, 5, 6, 14, 15, 22	(8)	60%
Hyperimpulsivität	3, 7, 9, 10, 11, 12, 45, 49, 52, 53, 55, 56, 60, 62, 68, 72, 73, 74, 77, 80, 81, 83, 84, 85, 94, 95, 97, 99	(28)	50%
Mangelhafte Verhaltens-/Affektkontrolle	7, 10, 11, 12, 45, 53, 60, 94, 95, 97	(10)	60%
Differentialdiagnostische Kriterien außerhalb DSM-IV und ICD-10	15, 18, 43, 52, 60, 89, 92, 93, 95, 96, 97	(11)	75%
Anzahl Ja-Antworten letzte Seite	85–99	(15)	75%
Allgemeinsymptome	5, 8, 16, 17, 19, 20, 21, 22, 23, 24, 25, 26, 27, 29, 30, 35, 36, 37, 38, 40, 42, 50, 51, 54, 57, 58, 63, 64, 66, 67, 69, 70, 71, 75, 78, 82, 86, 87, 88, 89, 90, 91, 95, 96, 98,	(45)	50%
Psychosomatik	28, 31, 32, 33, 34, 39	(6)	

Abb. 3: Auswertungsschema für den »Fragebogen für Eltern«

Sinnvollerweise ist der Fragebogen wegen zusätzlicher Symptomatik mit dem ICD-10-Katalog zu kombinieren.

Anamneseerhebung im Erwachsenenalter:

- Biographisch und familienbezogen (Beziehungen, Bindungen), aber auch »Wie waren Mama/Papa als Modell?« (ggf. Familienanamnese)
- Eigene frühere Erinnerungen an Kindergarten, Schule, Ausbildung
- Lernstil
- Gesundheitsabfrage: Krankheiten oder Beschwerden (z. B. Weichteilrheuma, Fibromyalgie), Unfälle, motorische Geschicklichkeit (Mehrfachhandlungen)
- Wirkung folgender Substanzen: Nikotin, Alkohol, Cannabis, Kokain, LSD, Ecstasy, Speed, Schokolade, Chips, Psychopharmaka
- Was gibt sonst »ein gutes Gefühl«?
- Problemfelder: Selbstorganisation, Zeitmanagement, Finanzmanagement, Beziehungspflege, Kindererziehung, Teamfähigkeit, Straßenverkehr
- Was sehen/sahen die anderen für Stärken? Was sieht der Patient selbst als Stärken?
- Was bemängeln andere? Was bemängelt der Patient selbst? (fremdanamnestische Daten)

»Chronic fatique Syndrome (CFS)«

F. S., ♂ 33 Jahre (verheiratet, ♀ 31 Jahre, ADHS)
- Klassenkasper seit Schulbeginn
- Hektiker
- Selbstdiszipliniertes Lernen mit extremen Willen aufgrund positiver Leistungsmotivation und Vorbild im Elternhaus
- Berufsakademie → selbstständiger Versicherungsmakler
- Wechsel ins Angestelltenverhältnis, da zu wenig Zeit für die Familie
- Zunehmend Magen-/Darmprobleme, dann Extrasystolen, später Migräne (bei 50.000–70.000 km Autofahren/Jahr)

- Ab Geburt des 3. Kindes (mit ADHS): keine Erholung mehr möglich! Zunehmende Dekompensation
- Kein Effekt von Beruhigungsmitteln
- Effekt von Schlafmitteln: zunehmende Antriebsschwäche morgens
- Völliger Zusammenbruch mit 31 Jahren: Burnout → CFS
- Brown-ADD-Scales: 107 Punkte (cut-off 50 Punkte)
- Neuhaus-Erwachsenenbogen: 98 Punkte (cut-off 50 Punkte)

Lebensmotto: »Man kann alles, was man will!«

Zur möglichst sicheren diagnostischen Einschätzung sind bei Kindern und Jugendlichen (aber auch oft bei Erwachsenen!) Beobachtungen aus dem Umfeld wesentlich. Die Beschreibungen in den Zeugnissen sind zwar oft für Betroffene nicht sehr angenehm zu lesen, aber ausgesprochen aufschlussreich über das typische Verhalten, die Mitarbeit und das Lernen.

»Sie hatte immer wieder Schwierigkeiten im Umgang mit ihren Mitschülern, konnte sich noch nicht angemessen in den Schulalltag einfügen, war gelegentlich unzuverlässig und hielt Regeln nicht immer ein. Sie zeigte sich manchmal sehr interessiert, war aber häufig unaufmerksam und unkonzentriert, hatte öfters Schwierigkeiten, Aufgaben selbstständig zu erledigen.«
Ein Zeugnis der 4. Klasse

Bei der Untersuchung von Kindern, Jugendlichen und auch von Erwachsenen mit ADHS ist eine Intelligenzdiagnostik unverzichtbar.
Diese sollte allerdings nie nur mit Tests erfolgen, bei denen man überwiegend schnell Figuren und Muster miteinander vergleichen muss, da dies leider genau die Verfahren sind, bei denen man als ADHS-Betroffener häufig sehr schlecht abschneidet (bedingt durch den oberflächlich-abtastend-überhüpfenden Wahrnehmungsstil).
Es gibt eine ganze Zahl von guten Intelligenztests, auch schon für recht junge Kinder, wobei allerdings das Ergebnis eher ein Intelligenz-Entwicklungsquotient ist und in aller Regel auch die Untertests mitgezählt werden, bei denen nur die Konzentrationsfähigkeit/Kurzzeitspeicherleistung erfasst wird. Daher sollten die Tests im Endergebnis

Wie und durch wen wird die Diagnose gestellt?

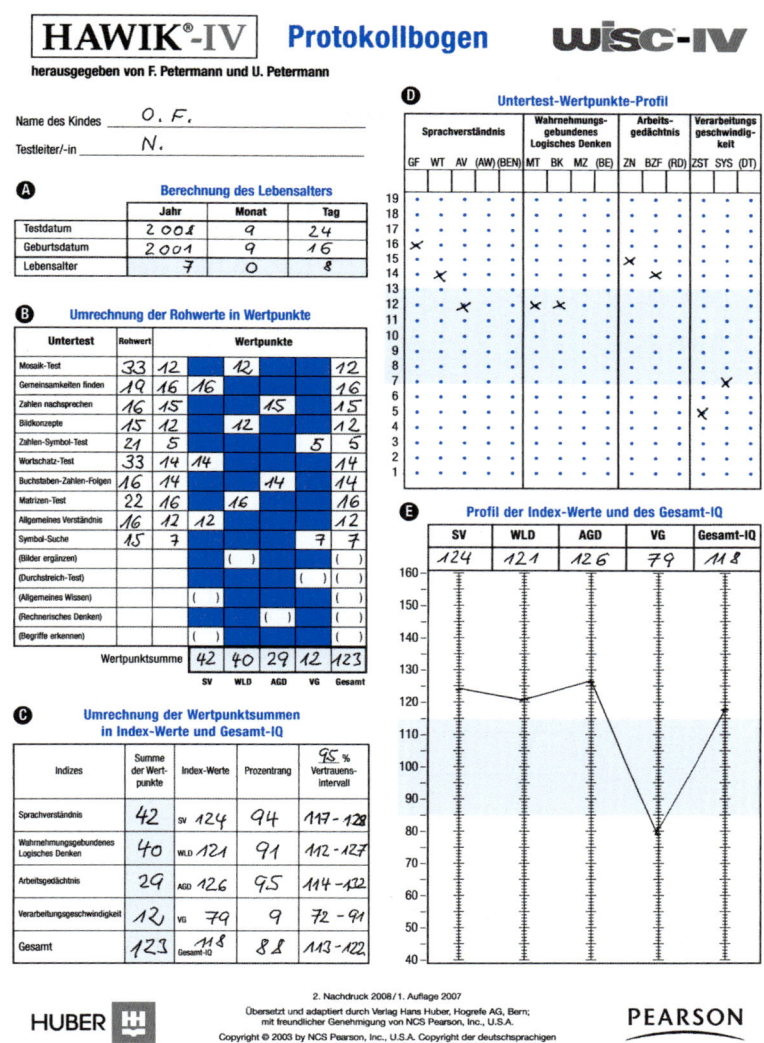

Abb. 4: Beispiel eines Hamburg-Wechsler-Intelligenztests (Copyright und mit freundlicher Abdruckgenehmigung des Verlag Hans Huber; Bezugsquelle: Verlag Hans Huber, Länggass-Str. 76, CH-3000 Bern 9, Tel. 00 41/31/3 00 46-32, Fax -69)

TPF-Profilbogen

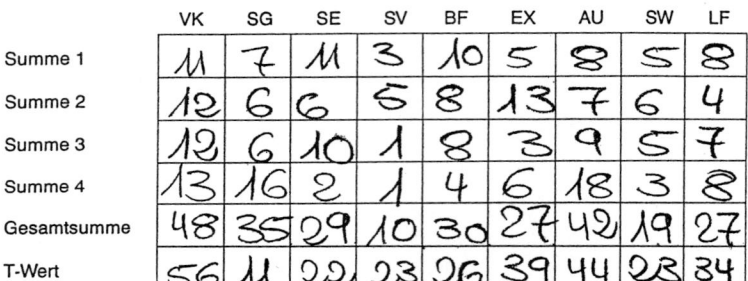

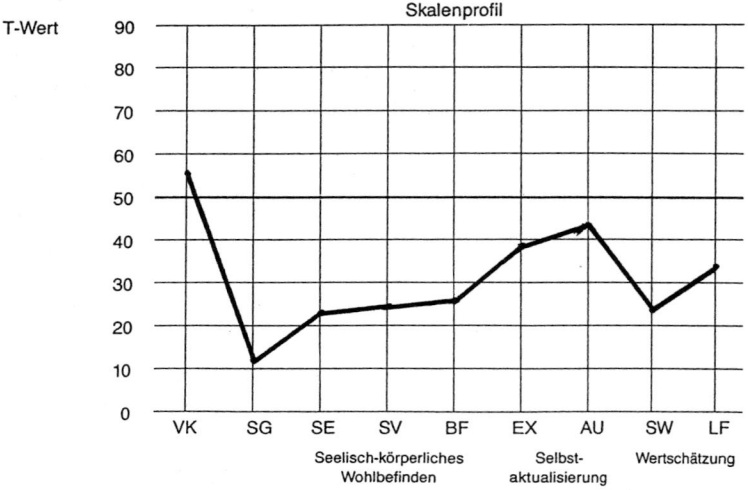

Abb. 5: Beispiel eines Trierer Persönlichkeitsfragebogens (Copyright und mit freundlicher Abdruckgenehmigung des Hogrefe Verlags. Bezugsquelle: Testzentrale Göttingen, Robert-Bosch-Breite 25, 37079 Göttingen, www.testzentrale.de, Tel. 05 51/5 06 88-0 (Fax: -24)).

nicht als »feststehender IQ« im Kindes- und Jugendalter betrachtet werden.
Es geht um das Intelligenzentwicklungsprofil, das der erfahrene Kliniker auch interpretieren kann. Zum Beispiel ist für die meisten ADHS-Betroffenen das Lösen einer Textaufgabe im Kopf eben nicht möglich. Beim Abmalen von Zeichen können sie nicht gleichzeitig schnell und richtig arbeiten.
Zusätzliche Auffälligkeiten müssen abgeklärt werden. Wenn zum Beispiel ein großer Unterschied besteht zwischen den Fähigkeiten im sprachlichen und im nicht-sprachlichen Bereich, muss nach den Ursachen bzw. weiteren Problemen gesucht werden. Es geht darum, nicht nur das Intelligenzniveau zu ermitteln, sondern auch darum, ob möglicherweise visuelle Wahrnehmungsdifferenzierungs- und Integrationsschwierigkeiten bestehen, Schwierigkeiten bei der Hörverarbeitung oder gar beides.
Im Zweifel muss das Seh- und Hörvermögen umfassend abgeklärt werden. Diskrete Schielfehlsichtigkeiten oder eine längere infektbedingte Schallleitungsschwerhörigkeit sind bei ADHS nicht selten.
Wie bei den Kindern und Jugendlichen zeigen sich bei den Erwachsenen typische »Einbrüche« beim Nachsagen von Zahlenketten, beim Behalten von Textaufgaben mit der Notwendigkeit des Kopfrechnens und beim abmalenden Zuordnen von Symbolen zu Zahlen. Manchmal ist der eine oder andere Kurzzeitspeicherbereich durch viel Üben trainiert, was dann z.T. andere Ergebnisse bringt, dennoch »zackeln« die Profile stark.
Es gibt mehrere Möglichkeiten, die Daueraufmerksamkeitsspanne mit Aufmerksamkeitstests zu messen. Das Ergebnis eines Aufmerksamkeitstests kann jedoch die Diagnose ADHS weder sicher bestätigen noch sicher verwerfen, auch nicht computergestützte Verfahren aus der Neuropsychologie.
Unverzichtbar erscheinen sowohl bei Kindern, Jugendlichen, wie auch bei Erwachsenen Fragebögen, in denen sie sich in spezifischen Aussagen zu ihrer Einstellung und zur Befindlichkeit entweder spontan wiedererkennen oder die vorgefundene Formulierung als unzutreffend ablehnen können.

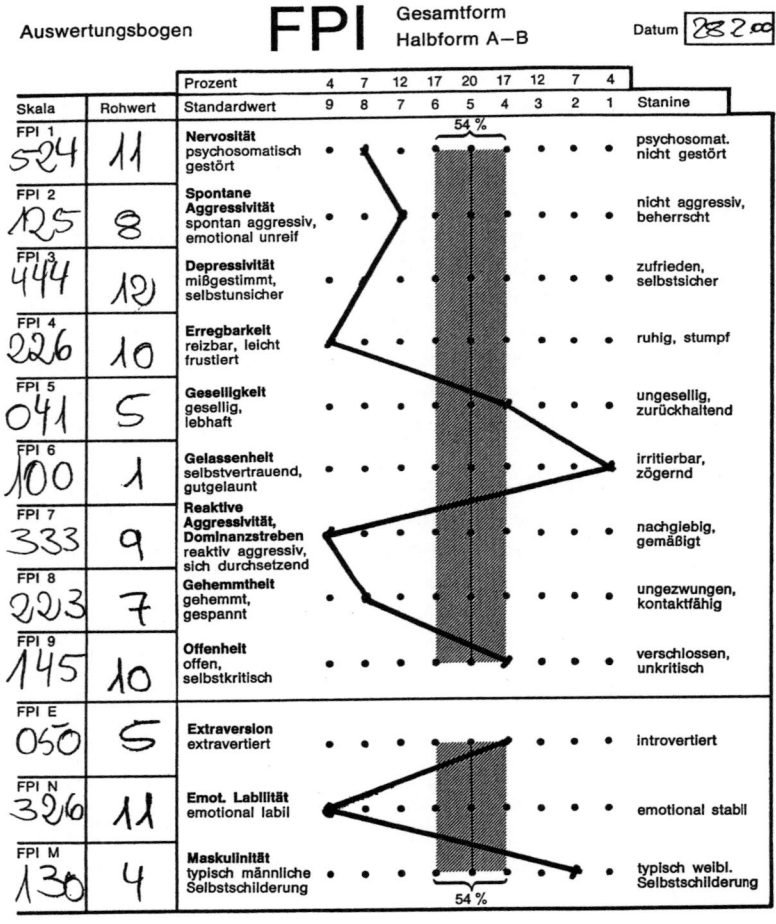

Abb. 6: Beispiel eines Freiburger Persönlichkeitsfragebogens (Copyright und mit freundlicher Abdruckgenehmigung des Hogrefe Verlags. Bezugsquelle: Testzentrale Göttingen, siehe Legende zu Abb. 5).

Wie und durch wen wird die Diagnose gestellt?

In dem Persönlichkeitstest »Trierer Persönlichkeitsfragebogen« findet sich der junge Erwachsene vollständig wieder bei der Erläuterung nach der Auswertung.

Er kann sich gut (mit Willen und Verstand kompensiert) steuern im Verhalten (VK = Verhaltenskontrolle), bricht aber auf den Kategorien SG (Seelische Gesundheit), SE (Sinnerfülltheit), SV (Selbstverständnis) z. B. tief ein.

Auch beim Freiburger Persönlichkeitsinventar findet er sich wieder in seiner unglaublich rasch kippenden Stimmung, leicht reizbar, extrem irritierbar, sehr schnell aggressiv abwehrend, wenn er sich verletzt fühlt. In der konkreten Vorstellungssituation (auch in einer freundlichen 1:1-Situation) wird bei der typischen Abrufproblematik ein Kind, Jugendlicher, aber oft eben auch ein Erwachsener mit ADHS die Frage, wie es ihm denn so geht, lediglich mit »gut« beantworten (können), es sei denn, es liegen ganz gravierende und aktuell belastende Probleme vor oder wurden schon einmal schriftlich festgehalten.

> Beschreibung meines Lebensgefühls (ist immer da, mal stärker, mal schwächer):
> - Bin immer angespannt
> - Innerer Schmerz
> - Zieht mich runter
> - Macht mich traurig
> - Raubt mir die Lebensfreude
> - Negative Grundeinstellung
> - Verhindert Aktivitäten, macht mich passiv – Leben zieht an mir vorbei
> - Dieses taube Empfinden verschließt mich gegenüber meinem Umfeld
>
> → Was ich mache, ist dann aufgesetzt, gespielt, nicht echt und strengt mich an
>
> (Ein 48-jähriger Betriebswirt)

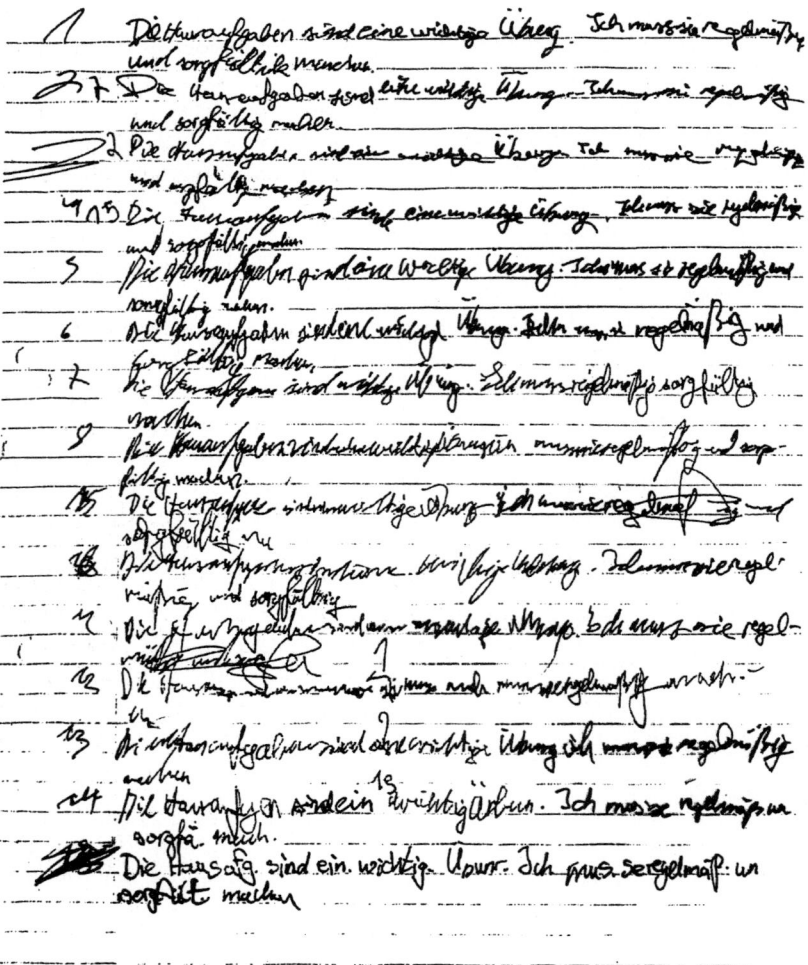

Abb. 7: Sechstklässler, hochbegabt, bei Englischlehrer, den er »hasst«

relative clauses

§ 11 defining rel clauses

are necessary information and don't need commas

a) rel pronouns: who / that / which / whose / whom

...

ex: ten people < to whom I talked / I talked to

ex: I saw ten new boxes / that brought th...

I saw some boxes with that ...
have we invited some ...

Es ist immer wieder beeindruckend, wie »unauffällig« Betroffene jeden Alters in der Gesprächs- oder Testsituation wirken können und welche gravierenden Versagens- oder Prüfungsängste oder welch hoher Grad an »sozialer Erwünschtheit« (eben überhaupt kein Problem zu haben) über ein gezieltes Einsetzen von Fragebögen zum Vorschein kommen – und dann auch bestätigt werden im diagnostikabschließenden Gespräch.

Bei Kindern und Jugendlichen scheint es unverzichtbar, sie schreiben und malen zu lassen, gegebenenfalls auch Einsicht in die Schulhefte zu nehmen.

Klinisch wird mit dem sogenannten multiaxialen Klassifikationssystem psychischer Störungen gearbeitet, um auf den ersten drei Achsen einzuschätzen, ob eine Diagnose gegeben ist, ob es umschriebene Entwicklungsstörungen gibt oder wie die Intelligenzentwicklung ist.

Auf Achse vier müssen auch körperliche Grund- oder Begleiterkrankungen erfasst und in die Gesamteinschätzung einbezogen werden.

Es macht wenig Sinn (bei der Abklärung der Frage auf Achse fünf, wie groß die psychosoziale Belastung ist), nur auf »abnorme« Beziehungen in der Familie zu schauen, vorschnell »unzureichende Erziehung und Steuerung« zu erkennen oder gar einen »Mangel an Wärme«, wenn zum Beispiel zwischen einem Jugendlichen und seinen Eltern die Situation gerade sehr angespannt ist.

Die Einschätzung auf der letzten Achse des Schweregrads der Störung sowie der unterschiedlichen Belastungen privat, zu Hause, im Umfeld, Schule, Beruf, in der Wohnsituation etc. sowie der Grad der daraus entstehenden Beeinträchtigung ist ausschließlich und nur Angelegenheit des erfahrenen Klinikers, da nur dieser die entsprechende Ausbildung dafür hat.

Es liegt in der Entscheidung des Arztes, ob unter Umständen zum Ausschluss einer ganz speziellen Epilepsieform bei einem »Träumerchen« eventuell noch ein EEG abgeleitet werden sollte oder weitere organische Untersuchungen nötig erscheinen.

Nach Abschluss der Untersuchung sollte bei Kindern und Jugendlichen das anschließende Gespräch zunächst auch ohne das Kind oder den Jugendlichen stattfinden. Den Eltern sollte Einsicht in sämtliche Testverfahren gegeben werden, deren Sinn, Zweck und Ergebnisse sorgfältig erklärt werden.

Wesentlich ist, dass die Eltern ihre Kinder und Jugendlichen wirklich in den Beschreibungen vollständig wiedererkennen und die Erklärungen,

die gegeben werden, nachvollziehen können. Ist dies nicht der Fall, empfiehlt es sich, eine zweite Meinung einzuholen. Dies gilt natürlich genauso für die Diagnostik des Erwachsenen.
Sowohl bei Kindern und Jugendlichen als auch bei Erwachsenen mit ADHS müssen oft Mehrfachdiagnosen gestellt werden, die wirklich auch belegt und plausibel sein sollten. Sinnvollerweise sollten ergänzend einige Erklärungen zur Neurobiologie erfolgen und nachvollziehbare Empfehlungen, was nun geschehen soll.

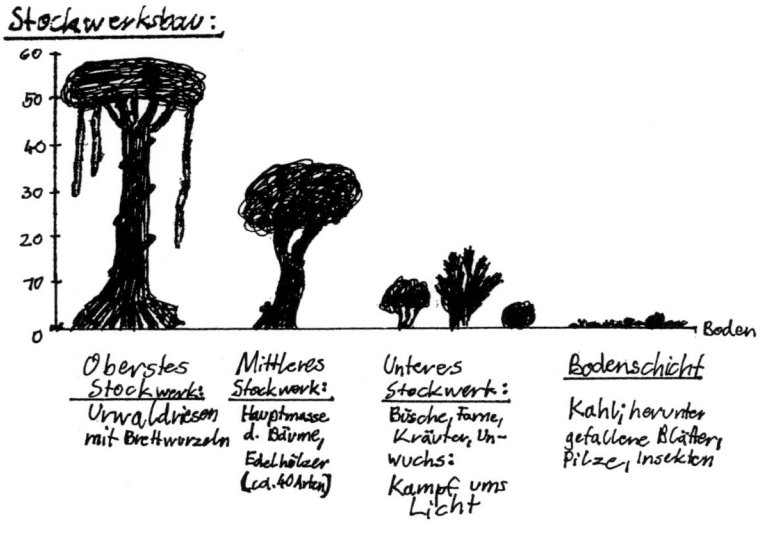

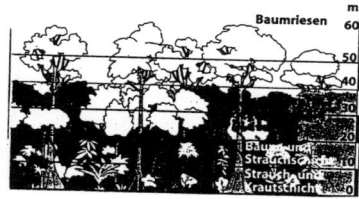

Abb. 8: Sechstklässler (identisch mit Jungem von Abb. 7) am selben Schulvormittag beim Lieblingslehrer im Lieblingsfach

In aller Regel gibt es abrundend eine schriftliche Berichterstattung.
Ein wirklich erfahrener klinischer Diagnostiker kann differentialdiagnostisch andere internistische Störungen, wie zum Beispiel eine Über- oder Unterfunktion der Schilddrüse mit auf den ersten Blick zum Teil ähnlichen Symptomen unterscheiden, auch andere neurologische oder gravierende psychiatrische Erkrankungen.
Eine Intelligenzminderung oder Lernbehinderung ist keinesfalls sofort ein Ausschlusskriterium für ADHS, ebenso wenig schulische Über- oder Unterforderung!
Viel zu wenig Beachtung finden derzeit leider immer noch die Kinder mit ADHS und Hochbegabung, die zusätzlich eine erhebliche Geräuschempfindlichkeit und, so sie männlich sind, eine oft ausgeprägte graphomotorische Umsetzungsschwäche aufweisen.

12 Und dann? Aufklärung und Erklärung!

Bei Kindern, Jugendlichen und Erwachsenen mit ADHS scheint es zunächst elementar wichtig, dass sie eine Erklärung bekommen, die sie wirklich verstehen, um somit nachvollziehen zu können, worin ihre Schwierigkeiten bestehen.

Dazu ist es speziell bei Kindern und Jugendlichen wichtig, dass man im gesonderten Abschlussgespräch mit ihnen nicht zunächst auf die Schwierigkeiten zu sprechen kommt, sondern sie wiedererkennend bezüglich der positiven Symptome von ADHS befragt. Wenn dies freundlich und offen erfolgt, sind die Kinder und Jugendlichen meist sofort »eingeschaltet«, da sofort interessiert und aktiviert.

Wenn es glückt, kann man dann Folgendes hören:

> »Eigentlich hatte ich ja wirklich keine Lust, mich noch mal irgendwo hinschleppen zu lassen. Das hat die Doktorin wohl auch gleich gesehen und hat's sogar gesagt. Das fand ich echt stark. Vor allen Dingen, weil sie dabei gar nicht so komisch arrogant war wie der letzte Therapeut.
>
> Sie hat angefangen mit so komischen Sätzen, wie ›kennst du von dir, dass …‹ und dann hat sie Sachen gesagt, die ich wirklich von mir kenne. Aber erst wie sie das gesagt hat, ist mir's so richtig aufgefallen, dass es einfach stimmt. S' ist schon verdammt richtig, dass ich's überhaupt nicht leiden kann, wenn's ungerecht zugeht. Es stimmt, dass ich mich super konzentrieren kann, wenn ich am PC spiele. Sogar so doll, dass ich einfach nicht hör', wenn mich jemand anspricht. Es macht ja auch einfach nur Spaß.
>
> Aber wenn man mich immer zutextet und immer wieder das Gleiche sagt und ich irgendwelches langweiliges Zeug anhören muss, gucke ich halt mal so rum und denk' an was anderes. Das passiert ganz von alleine. Da kann ich gar nicht viel machen. Manchmal werde ich einfach dann auch so müd'. Vor allen Dingen, wenn mein Vater mir im-

mer wieder ganz ausführlich eine Matheaufgabe erklärt, muss ich immer wieder gähnen und mich strecken. Dann wird er sauer.
Nee, die hat's wirklich erfasst, die Doktorin. Ich kann's einfach nicht leiden, wenn ich nach der Schule ausgefragt werde. Und sie hat recht, es geht so schwer, abends einschlafen zu sollen, wenn mir noch so viel Zeug im Kopf rumgeht.
Und ich glaub' schon, dass ich wirklich der Typ bin, dem immer noch gerade was einfällt. So kurz vor knapp halt. Da krieg' ich dabei einfach einen Riesenschreck, wenn ich merke, dass ich dringend was mit in die Schule nehmen sollte, was ich ja schon mehrfach vergessen habe. Dabei wollte ich das gar nicht.
Und tatsächlich: Wenn ich merk', dass jemand meine Hilfe braucht, bin ich sofort da. Mir ist sofort klar, was man machen muss. Ich denk' schon, dass ich schneller reagieren kann als andere, wenn's richtig drauf ankommt. Aber regelmäßig dran denken zu sollen, den Müll runterzubringen, das geht bei mir irgendwie nicht. Außerdem sehe ich überhaupt nicht ein, wozu man eigentlich die Jacke immer aufhängen soll. Es ist doch viel geschickter, wenn die auf der Treppe liegt, dann ist sie gleich wieder griffbereit. Sollen die anderen halt drumrum laufen. Mich stört's nicht.
Was ich wirklich klasse fand ist, dass sie mir erklärt hat, warum meine Schrift so schlecht wird, wenn ich viel und schnell schreiben muss. Und die hat wirklich erkannt, dass ich zum Schluss Fehler mach', die ich wirklich überhaupt nicht machen möchte, weil mich halt das Schreiben so anstrengt.«
(Ein 12-jähriger Junge)

Eine Aufklärung im Erwachsenenalter ist gelungen, wenn die Äußerung kommt: »Wie machen Sie das, dass Sie anhand von Fragen und Tests mich so gut beschreiben, als würden Sie mich ewig kennen?«

13 Möglichkeiten der Selbsthilfe

Die jahrelange klinische Erfahrung zeigt, dass die aktive Auseinandersetzung mit dieser sehr »eigenen« Art, die Welt zu sehen und auf sie zu reagieren, zunächst das Allerwichtigste ist. Es ist nicht einfach, weil man sich (ähnlich wie bei anderen chronischen Erkrankungen wie Diabetes, Asthma oder Epilepsie) mit medizinischen Begriffen und mit speziellen biologischen Abläufen auseinander setzen muss. Inzwischen gibt es hierfür erfreulicherweise gute Materialien, Broschüren, Ratgeberbücher, in jüngster Zeit auch Filme.

Literaturempfehlung:
Ergänzend zu Empfehlungen in anderen Kapiteln u. a.:
- Bundeszentrale für gesundheitliche Aufklärung: ADHS. Aufmerksamkeitsdefizit-/Hyperaktivitätsstörung ... was bedeutet das?, BzgA, Köln, 2005.
- Simchen, H.: Die vielen Gesichter des ADS. Begleit- und Folgeerkrankungen richtig erkennen und behandeln, Kohlhammer, 2003.

Seriöse deutsche Internetseiten:
- http://www.ads-hyperaktivitaet.de/Links/hauptteil_links.html
- http://www.ads-ev.de
- http://www.adhs-deutschland.de
- http://www.ads-hyperaktivitaet.de
- http://www.juvemus.de
- http://eigen-sinn.homepage.t-online.de

Medizinisch-psychologische Fachinformation:
- http://www.adhs.ch
- http://www.ag-adhs.de
- http://www.hyperaktiv.de
- http://kinderaerzte-lippe.de/sonnnote.htm
- http://dr-oehler.de/Stimulantien-Ritalin.htm

- http://www.adhs-hilfe.de
- http://www.bkjpp.de
- http://www.bernhard-klasen.de/Fachliches/PPK.htm

Engagierte Laienseiten und Internetforen:
- http://www.adhs.de
- http://adlerseiten.de.vu
- http://www.ads-ev.de

Die neurobiologischen Zusammenhänge bei ADHS sind zum Teil recht kompliziert. Es ist wichtig, sich nicht unter Druck zu setzen und alles sofort verstehen zu wollen. Wiederholungen sind nötig, tun gut. Für wirklich kompetente Ansprechpartner gibt es keine »dummen Fragen«.

Es gilt: Je besser man sich und seine Art, die Welt zu sehen und darauf zu reagieren, versteht (in welchem Alter auch immer), desto besser gelingt der Umgang damit.

Ziel der Aufklärung und Erklärung in der Selbsthilfe (natürlich auch in der Behandlung) ist, dass man kompetent wird im Umgang mit ADHS. Eine Heilung im eigentlichen Sinn ist nicht möglich. Menschen mit ADHS werden nie genauso wahrnehmen, reagieren, sich einschätzen und steuern können wie Nicht-Betroffene.

Dafür kann ihr Leben aber oft sehr bunt, spannend und äußerst abwechslungsreich verlaufen. Gar nicht so selten werden sie später wegen ihrer Kreativität oder zum Teil erstaunlichen Leistungen von Nicht-Betroffenen sogar bewundert/beneidet.

Sind gut begabte Kinder mit ADHS gut gefördert, zeigen sie
- hohe Abstraktionsfähigkeit
- hohe Konzentrationsfähigkeit
- unübliche Lösungsvorschläge
- Interesse für altersunübliche Themen
- starkes Interesse an Herausforderungen.

Sie sind zwar anstrengend, weil sie
- alles »Neue« lieben
- oft wenig schlafen
- sehr selbstbewusst scheinen
- unentwegt Fragen stellen
- z.T. sehr kompliziert denken

- manchmal fast zu motiviert, interessiert sind
- (endlose) Diskussionen lieben.

Sie zeigen aber dann oft
- hohe Leistungsfähigkeit
- schnelle Auffassungsgabe
- einen Hang zur Perfektion
- größere Ausgeglichenheit
- auch nicht immer gute Noten
- Hilfestellung gegenüber schlechteren Schülern
- größere Kompromissbereitschaft.

Und sie
- entwickeln soziale Kompetenz
- handeln bei Ungerechtigkeiten
- versuchen Streit zu schlichten
- üben Zivilcourage
- zeigen ein bei Interesse oft hohes Ausdauervermögen
- sind sehr mutig
- werden oft eine Bereicherung für die Gemeinschaft, manchmal sogar die Gesellschaft.

14 Möglichkeiten der Behandlung

Wann ist eine Behandlung nötig?

Hat ein Kind, ein Jugendlicher oder ein Erwachsener einfach nur ADHS und ist gut, aber nicht zu gut begabt, hat dazu ein relativ strukturiertes und unterstützendes Umfeld, erzielt zufriedenstellende Leistungen in der Schule oder bei der Arbeit, zum Beispiel bei einem einfach netten und klaren Lehrer oder zusammen mit sympathischen Kollegen, und gibt es zusätzlich keine größeren sozialen Schwierigkeiten, ist keine spezifische Behandlung erforderlich.

Dies kann sich allerdings während der Schulzeit schon ganz früh blitzartig ändern. Wenn zum Beispiel ein eher gereizt reagierender oder unklarer Lehrer die Klasse übernimmt oder viele abwertende Bemerkungen fallen lässt, bloßstellt etc., kann es schnell sehr schwierig werden.

Auch wenn ungewollte Belastungen oder Veränderungen auf den Betroffenen/die Familie zukommen, wie ein Ortswechsel, im schlimmsten Fall Trennung und Scheidung der Eltern, aber auch der Wegzug eines Freundes etc., kann sich schnell zeigen, dass eine Behandlung nötig wird.

In jeder neuen Entwicklungsphase kann es plötzlich problematisch werden. Die schwierigste Zeit für ADHS-Betroffene ist meist die Pubertät und Adoleszenz. Bis ausgeprägt Betroffene so richtig wissen, wer sie sind und was sie wollen, werden viele 21 bis 27 Jahre alt, unterscheiden sich aber eben immer noch von Gleichaltrigen, die nicht betroffen sind. Die Indikation zur Behandlung im Erwachsenenalter ist z. B. gegeben, wenn

- eine innere Angst besteht, verrückt zu werden bei der inneren Unruhe, Getriebenheit, den Stimmungswechseln, Misserfolgen etc.
- zunehmend das Gefühl besteht, allen Reizen, Geräuschen ausgeliefert zu sein, nicht abschalten zu können
- die Antriebslosigkeit immer größer wird, die Stimmung depressiver, das Alltagsleben nicht mehr organisiert werden kann

- permanent die Angst besteht, nichts mehr »auf die Reihe zu bekommen« oder den Überblick zu verlieren, zu vergessen, zu versäumen
- der Arbeitsplatz in Gefahr ist durch die Gesamtproblematik
- die Gereiztheit, das angespannte Geärgertsein mit entsprechendem Überreagieren zu ständigen Konflikten und evtl. zur sozialen Isolation zu führen droht
- zusätzlich Ängste, Panikattacken, Phobien bestehen
- zwanghaftes Überkompensieren störend wird, langsamer macht
- Gefahren unrealistisch anhaltend unterschätzt werden (nicht nur beim Hochrisikosport, sondern auch bezüglich des Geldausgebens, des notorisch zu schnellen Fahrens etc.)
- Suchterkrankungen vorliegen.

Was hilft?

Da es nicht »die« Aufmerksamkeitsdefizit-/Hyperaktivitätsstörung gibt, sondern jeder Betroffene eine ganz individuelle Begabung, Temperamentslage, und unter Umständen eine oder mehrere Zusatzstörungen hat sowie ein ganz spezifisches Umfeld, kann es natürlich auch nicht »die« Therapie geben.

Einige störungsspezifische Therapiebausteine gibt es bereits. Vieles erscheint jedoch noch nicht richtig »zu greifen«, manches muss sicher erst entwickelt werden, einiges befindet sich in der Entwicklung.

Es kann nicht darum gehen, ob eine Methode, Strategie oder Trainingsmaßnahme vor allem dem Betroffenen und seinem Therapeuten »gefällt« oder in einer Studie über die Dauer von drei Monaten als »wirksam« eingeschätzt wurde.

Es geht um den Alltagsnutzen, den der Patient hat, d.h., ob er Erklärungsansätze für aufschlussreich und ihn persönlich förderlich hält und z.B. Strategien, die er erlernt, auch anwendet, da sie ihm einleuchtend umsetzbar und erfolgbringend erscheinen.

Nach der Aufklärung und Erklärung ist der wichtigste Baustein in Familien mit Kindern und Jugendlichen ein Elterntraining. Die Eltern benötigen im Rahmen der sogenannten Psychoedukation ein tiefes Verständnis für diesen Wahrnehmungs- und Reaktionsstil sowie eine spezifisch darauf zugeschnittene Schulung für den Umgang mit ihren Kindern im Alltag.

Wirklich wirksam und nutzbringend anwendbar erscheint allerdings nur ein Elterntrainingsansatz zu sein, der einerseits das »andere Funktionieren« bei ADHS nachvollziehbar und verständlich erklärt und dabei andererseits ständig mit einbezieht, dass in einer Familie mit einem diagnostizierten Kind oder Jugendlichen mit ADHS mindestens ein Elternteil auch ADHS hat.

Literaturempfehlung:
Die »eisernen Regeln des Verhaltensmanagements« in kurzer, knapper, klarer Verbalisierung wurden bereits im Buch veröffentlicht: Cordula Neuhaus: Hyperaktive Jugendliche – Erwachsenwerden mit ADS, Urania-Ravensburger, 2000.

Das Wesentliche im Umgang mit Kindern und Jugendlichen mit ADHS ist nicht etwa die Beantwortung der vielen Fragen mit dem Tenor »Was tue ich, wenn es eskaliert?«. Vielmehr gilt es, in der zielführenden Beratung/im Elterntraining gemeinsam auszuloten und zu erarbeiten, wie es überhaupt zu einer solchen Eskalation kommen kann.
In der Erziehung von Kindern und Jugendlichen mit ADHS muss man sich tatsächlich vollständig von all dem verabschieden, was für andere Kinder und Jugendliche empfohlen wird. Es erweist sich immer mehr, dass die Erziehung vor allem mit Punkteplänen, Negativkonsequenzen oder Belohnungsentzug bei Nichteinhaltung von Regeln dauerhaft wenig greift. Strafen, zu denen so etwas leider oft führt, sind ineffektiv und kontraproduktiv, verschärfen manche Probleme sogar eher noch.
Die wirksame Art der Konsequenz in der erfolgreichen Interaktion bei der Erziehung und im Coaching ist weder hart, rigid noch autoritär, sondern »liebevoll-stur«. Dazu ist aber eine grundlegende Akzeptanz dafür nötig, dass für Kinder/Jugendliche mit ADHS auch nur eine einmalig genehmigte Ausnahme sofort zu einer ab jetzt und für immer geltenden Regel wird. Das Wort »vielleicht« wird nicht verstanden.
»Wenn die Hausaufgaben klappen, das Wetter schön bleibt und wir Papas Auto kriegen, können wir vielleicht heute Nachmittag schwimmen gehen!« Das Kind hört »schwimmen gehen« – sonst nichts. Braucht der Papa leider doch das Auto, ist Mama »gemein«, denn sie hatte es doch »versprochen«.
Alle Kinder lernen besonders gut am Modell. Auch Kinder mit ADHS. Alle Kinder finden »Erwachsenenfehler« interessant. Die Modellfunktion des Elternteils in Familien mit ADHS wurde bisher unterschätzt.

Ein spontanes Verhalten aus Unwissenheit wird sofort registriert, gelernt – und vor allem vom Teenager in der Ablösungsphase sehr klar benannt.

Ein weiteres konfliktträchtiges Phänomen bleibt leider erhalten aus Kindertagen, der sogenannte **Animismus**, das heißt, dass das Kind oder der Jugendliche mit ADHS (wie normalerweise Klein- und Vorschulkinder) noch über das sechste Lebensjahr hinaus völlig selbstverständlich annimmt, alles so machen zu können wie das erwachsene Gegenüber. Braucht man was, nimmt man es sich. Liest der Vater morgens beim Frühstück Zeitung, liest der 10-Jährige beim Frühstück Comics. Raucht die Mama, sieht die 11-Jährige nicht ein, dass sie das nicht auch tun soll. Hier geschickt gegenzusteuern bedarf einer speziellen Art der Kommunikation, da Verbote, heftige Auseinandersetzungen nur ein »Jetzt-erst-recht« bewirken.

Alles, was man von jemandem mit ADHS gerne möchte, muss bei diesem Wahrnehmungs- und Reaktionsstil vorher angekündigt sein, freundlich, kurz, knapp, fest, ohne z. B. dabei einzufordern, dass das Kind, der Jugendliche oder der Erwachsene einen anschaut. »Wenn wir nachher einkaufen gehen, nehmen wir nur mit, was auf dem Zettel steht (oder: »...was ich anfasse«), o.k.?« Mehr nicht! Sinnvollerweise wird diese Ankündigung dann noch einmal genauso oder sehr ähnlich wiederholt. Widerstände werden nicht (aus-)diskutiert.

Kommt das Kind dann doch mit irgendetwas, was es unbedingt will, schaut man nur kurz auf seine Zettel und äußert freundlich und bestimmt: »Steht da nicht drauf!«, wendet sich ab und geht weiter. Gebrummel folgt sicher, aber keine Eskalation, wenn keine Diskussion folgt, das Kind/der Jugendliche somit keine »Bühne« bekommt.

Wird in einer anderen Situation bei der nächsten Aufforderung nicht reagiert, ist es sinnvoll, möglichst unaufgeregt, mit klarer Signalgabe Präsenz zu zeigen, indem man zum Beispiel dem Kind mit einer Handbewegung bedeutet, dass es Richtung Badezimmer marschieren soll, allerdings dicht neben ihm stehend und es nicht dabei anschauend. Das Kind/den Jugendlichen oder Erwachsenen im entstehenden Konflikt anzuschauen, führt bei ADHS leider zur Eskalation.

Wesentlich ist das Erlernen einer Gesprächsführungstechnik, die prägnant, eher kurz und knapp Erwartungen formuliert, sachlich gehalten ist oder besser noch einen freundlichen Ton anwendet.

Aufforderungen, die als Frage formuliert sind, sind regelrechte Einladungen für Widerstand und Diskussion. »Würdest Du bitte den Müll raustragen?« Noch schlimmer wirkt es, wenn »Botschaften« mit enthalten sind. »Könntest Du mir wenigstens heute mal den Gefallen tun, Dein Zimmer aufzuräumen?«, oder wenn die Frage beginnt mit: »Wie oft muss ich Dir denn nun noch sagen, dass ich die Vokabeln abhören muss?«
Besser klappt:
»Bring' den Müll raus, danke!«
»Um 18.30 Uhr gucke ich in Dein Zimmer, ob's aufgeräumt ist. Bis später, Spatz!«
»Heute nach dem Abendessen höre ich alle Vokabeln von Lektion 10 ab, nicht mehr, nicht weniger!«
Am besten klappt es, wenn eher pointiert gesprochen wird, mit Heben der Stimme am Satzende.
Konflikte müssen schnell deeskaliert werden, zum Beispiel zwischen Geschwistern. Normalerweise versucht man eher, Kinder erst mal die Chance zu geben, Streit selbst beizulegen oder man kommt dazu und versucht herauszufinden, wie es zum Streit gekommen ist. Da bei ADHS aber nicht nur im Kindes-, sondern auch im Jugendalter aus einer winzigen Kleinigkeit heraus (z. B. einem »falschen« Blick, Wort etc.) die Gemüter regelrecht »hochkochen«, muss sofort dazwischen gegangen, getrennt werden, ohne »Petzen« zuzulassen. Ein Nachbesprechen des Konflikts ist nicht nur ungünstig, sondern sogar eher kontraproduktiv. Aus »Einsicht« wird nicht gelernt, und das neuerliche Diskutieren führt unweigerlich zu einer neuerlichen Eskalation.
Auf Widerstände, Missgeschicke muss man immer gefasst sein. Ein Widerstand bei ADHS im Laufe des Lebens und der Lerngeschichte ist nun aber nicht, wie psychodynamisch vermutet, der Versuch, Macht über das Gegenüber auszuüben. Widerstand entsteht bei Kindern mit ADHS schon früh, da Kinder vermeidend oder oppositionell werden müssen, wenn sie immer wieder mit Aufgaben konfrontiert werden, von denen sie wissen oder aus der wiederholten traurigen, festsitzenden Erfahrung wissen, dass sie sie nicht meistern können.
Jeden Tag kann irgend etwas in jeder Sekunde »passieren«. Mit viel Verständnis für das Störungsbild und Humor sowie der Bereitschaft, jeden Tag aufs Neue zu beginnen, ist das beste Klima in der Familie, im Kindergarten, der Schule, dem Hort zu erzielen, vor allem auch mit Mut zur

Tagesstrukturierung, Anleitung, Kontrolle und viel gelenkter Beschäftigung.
Was das Kind/der Jugendliche mit ADHS in welchem Alter auch immer an spezifischer Behandlung braucht, hängt ganz individuell von den zusätzlich vorgefundenen Schwierigkeiten und/oder dem Ausprägungsgrad von ADHS ab.

Was für den Diagnostiker gilt, gilt auch für den Therapeuten: ADHS muss von ihm akzeptiert und verstanden sein.
Auftretende Probleme sind bei ADHS eben nicht bereits Lösung, sondern haben einen biologischen Ursprung. Systemische und psychodynamische Ansätze greifen entsprechend nicht.
Menschen mit ADHS vermeiden auch noch im Erwachsenenalter subjektiv schwierig oder langweilig Empfundenes oft »unwillkürlich«, können sich nicht »aufraffen«, nicht aktivieren. Zur »Verautomatisierung« von Routinen oder dem Erwerb von Kenntnissen und Fertigkeiten, die sie nicht sofort mit größtem Interesse aufnehmen, benötigen auch sie oft noch die mehrfache Zeit der Wiederholung und Übung. Aber wenn dann etwas »sitzt«, sitzt es!
In den Leitlinien und Stellungnahmen wird als primär wirksame Psychotherapiemaßnahme die Verhaltenstherapie empfohlen. Dies verstehen Eltern und auch Therapeuten oft so, dass man lediglich »Techniken« lernen müsse, die dann »einfach« anzuwenden seien. Dazu gehören zum Beispiel die Selbstinstruktionstechniken, um noch einmal vor einer Aufgabe, die man gerade gelesen hat, abzustoppen und zu überprüfen, ob man eine Aufgabe ganz erfasst hat.
Es erweist sich allerdings, dass ohne ständige, intensive Psychoedukation, dem Erklären der neurobiologischen Hintergründe und konkretes Üben eine Strategie zwar verstanden und sogar als sinnvoll erkannt wird im Alltag, aber gar nicht angewendet wird, da sie »zu mühsam« erscheint oder schnell wieder vergessen wird.

Literaturempfehlung:
Entsprechend setzt sich ein Artikel in einem Themenheft »Lernstörungen« kritisch mit entsprechenden Manualen auseinander: Dreisörmer, Th.: Wirksamkeit verhaltenstherapeutischer Gruppenprogramme bei Kindern mit Aufmerksamkeitsdefizit- und Hyperaktivitätsstörungen (ADHS), Kindheit und Entwicklung 15 (4), S. 255–366, Hogrefe, 2006.

Am besten profitierten die Kinder, die zusätzlich eine Medikation erhielten und deren Eltern sich umfassend informierten.

Der effektive Therapeut muss bereit sein, sich mit dem Umfeld seines Patienten in der Familie, aber auch in der Schule, am Arbeitsplatz, eventuell auch im Straßenverkehr etc. zunächst einmal intensiv auseinander zu setzen. »Kann« ein Jugendlicher oder Erwachsener nicht aufräumen, sind z. B. Digitalbilder (evtl. auch mit dem Handy aufgenommen!) sehr hilfreich. Was sollte anders werden? Wohin kann man etwas aufräumen? Was kann, darf, entsorgt werden? Die Worte »müssen« und »sollen« sind (bedingt durch die damit sehr negativen Assoziationen aus der langen Lerngeschichte) absolut tabu!

Wo, wann und unter welchen Bedingungen macht ein Kind oder Jugendlicher Hausaufgaben? Was braucht ein Erwachsener, der jetzt mit Wissen um sein ADHS doch noch einmal eine Zusatzausbildung wagt?

> »Das hat mir wirklich was gebracht! Für mich überraschend meinte die Therapeutin, der Arbeitsplatz könne nur für mich ›anziehend‹ sein, wenn er hell ist, von freundlichen Farben umgeben, mit angenehmen Dingen ausgestattet.
> Bin also losgezogen, habe die Wand abgetönt, in meiner Lieblingsfarbe gestrichen, habe eine stärkere Glühbirne und einen helleren Lampenschirm besorgt, ein hübsches Bild aufgehängt neben den Jahresüberblickkalender, einen bequemen, aber nicht zu kuscheligen Stuhl hingestellt, drei Blümchen in eine Vase getan, meinen ›Optimistenspruch‹ auf der Postkarte davor gelehnt – und plötzlich konnte ich sogar den Lernkarteikasten hinstellen und mir vorstellen, im Ordner den Lernstoff aufzuteilen, eine ›To Do-Liste‹ anzufertigen.«
> (Eine 37-Jährige)

Auch mit einem Verstärker- oder Punkteplan kann es nicht klappen, wenn ein Grundschulkind im eigenen Zimmer arbeiten soll, das Telefon immer wieder klingelt, die Mutter nicht am Anfang geschaut hat, ob das Kind wirklich weiß, was es tun soll.

Konkretes Wissen, was zu tun ist und einen jederzeit verfügbaren Zeitüberblick zu haben, ist jedoch dringend nötig.

Das ältere Kind oder der Jugendliche kann sich einfach nicht schon Tage vor der großen Klassenarbeit darauf vorbereiten etc., mit einem Zeitfenster im »Hier und Jetzt« und dem typischen »Schieben« von Unangenehmem.

Für konkrete Hilfe zum verbesserten Zeitmanagement ist eine möglichst genaue Erfassung nötig, was wann tatsächlich gemacht wird. Der »Wochenplaner« dient also erst einmal dazu, herauszufinden, was eigentlich so täglich über den Tag hinweg abläuft, ohne jegliche Vorhaltung, ohne »moralischen Zeigefinger«!

Und das gelingt nur, wenn über eine wertschätzend direkte Kommunikation der Betroffene auch im Kindes- und Jugendalter weniger Therapie als »Fortbildung in eigener Sache« erhält.

Tab. 15: Liste der Störungsfaktoren

WAS?	WANN?	WO?
Telefongespräch	Bei der Arbeit, vormittags, nachmittags	Im Büro, egal wo – Handy eben

Wenn man sich eine solche Übersicht erstellt hat, kann es spannend sein, als Detektiv in eigener Sache herauszufinden, was die typischen und vielleicht somit ausschaltbaren Störquellen sind, ebenso wie eine Übersicht über alles, was gut hilft.

Tab. 16: Liste der Unterstützungsfaktoren

WER/WAS?	WOBEI?	WIE?
Netter Kollege, sagt, »keine Panik!«	Als ich zu spät komme morgens	Beruhigt!

Möglichkeiten der Behandlung

Zeit	Montag	Dienstag	Mittwoch	Donnerstag	Freitag	Samstag	Sonntag
06.00 – 06.30	aufgestanden						
06.30 – 07.00	Duschen, anziehen, Kaffee						
07.00 – 07.30	Fahrt ins Büro						
07.30 – 08.00	zu spät,...... Stau						
08.00 – 08.30	Besprechung in Eile						
08.30 – 09.00	Telefonate						
09.00 – 09.30	Telefonate						
09.30 – 10.00	Projekt						
10.00 – 10.30	begonnen						
10.30 – 11.00	dito						
11.00 – 11.30	dito						
11.30 – 12.00	Telefonate						
12.00 – 12.30	in Hektik essen und zur Apotheke						
12.30 – 13.00	Einkaufen						
13.00 – 13.30	Besprechungen						
13.30 – 14.00	dito						
14.00 – 14.30	dito						
14.30 – 15.00	dito						
15.00 – 15.30	Schreiben						
15.30 – 16.00	Schreiben						
16.00 – 16.30	Heimfahrt						
16.30 – 17.00	im Stau						
17.00 – 17.30	Sollte eigentlich aufräumen						
17.30 – 18.00	→ TV						
18.00 – 18.30	→ TV						
18.30 – 19.00	Essen						
19.00 – 19.30	ab zum Sport						
19.30 – 20.00	dito						

Abb. 9: Wochenplaner

Möglichkeiten der Behandlung

Um Strategien zum besseren Einteilen von Geld einsetzen zu können, ist eine Auflistung nötig, was tatsächlich vorhanden ist und was über ein Jahr hinweg wirklich gebraucht wird (für viele Erwachsene ist dies eine ganz mühsame Angelegenheit!).

Auch für den Therapeuten oder Coach sind die sehr negativ besetzten Wörter »müssen« und »sollen« wirklich absolut tabu. Um Ordnung, Selbstorganisation, aber auch Lernen und Arbeiten wirkungsvoll verbessern zu können, ist eine genaue (!) Analyse der Hinderungsgründe und Chaosplätze unabdingbar nötig, vor allem, welche Gefühle jemand beim Thema »Aufräumen«, »Lernen« hat.

Literaturempfehlung:
Obwohl im Buch von Grawe, K.: Neuropsychotherapie, Hogrefe, 2004, ADHS nur ein einziges Mal vorkommt und es sich überhaupt nicht mit diesem Thema, sondern mit der biopsychosozialen Verursachung von Störungen beschäftigt, gelten ganz besonders bei ADHS die darin beschriebenen Leitlinien für die Therapieplanung und den Therapieprozess:

- Herausfinden, bei welchen der möglichen Ansatzstellen für eine Veränderung der Patient die höchste motivationale Bereitschaft und die besten Ressourcen mitbringt
- Nur Annäherungsziele formulieren, die realistischerweise erreicht werden können
- Störungsbildperspektive und Perspektive des Behandlungsanliegens des Patienten
- Erarbeiten eines Bildes der wichtigsten Annäherungs- und Vermeidungsziele (Was will ich erreichen, was will ich nicht mehr tun?)
- Besondere Berücksichtigung des Eindrucks, den der Therapeut auf den Patienten macht (der – und das ist wesentlich bei ADHS – warmherzig, extravertiert, optimistisch und selbstsicher sein sollte, was sich auch in Körperhaltung, Mimik und Gestik widerspiegeln sollte!)
- Einbeziehung der Tatsache, dass der Patient Wahrnehmungen »so nebenher« macht und ein Bindungsbedürfnis hat
- Sicherstellung, dass der Patient möglichst viele positive Wahrnehmungen für sein Bedürfnis nach Orientierung und Kontrolle machen und angenehme Zustände erleben kann (auch gemeinsam mit dem Therapeuten lachen können soll!)

Das entscheidend Hilfreiche bei ADHS ist, weder unsensibel direktive Vorgaben zu machen, was sich zu verändern hat – besonders bezüglich der Selbstorganisation – noch es dem Betroffenen anhand von Aufklärung und »Beratung« frei zu stellen, was er gern verändern möchte. Nur mit Wertschätzung, sofortiger Verstärkung jeglicher Anstrengungsbereitschaft, Analysen der Vorgeschichte bei Widerständen mit wiederholten Kurzerklärungen zur Hirnfunktion und konkreten, umsetzbaren, kleinen »Hausaufgaben«, die auch kontrolliert werden, ist effektive Unterstützung zum verbesserten Umgang mit sich und dem Umfeld möglich.

Als verhaltenstherapeutischer Therapeut tut man gut daran, Wissen aus der Tiefenpsychologie zu haben. Tiefenpsychologisch orientierte oder psychoanalytische Therapeuten mit Akzeptanz von ADHS und Bereitschaft zur Verhaltensanalyse und Verhaltensmodifikation könnten wertvolle ergänzende Therapiebausteine mit entwickeln. Gerade bei Patienten mit ADHS geht es nicht nur darum, was sie gelernt oder nicht gelernt haben, sondern auch darum, was sie zum Beispiel im Laufe ihres Lebens an Kränkung und Verletzung erfahren oder an Zuwendung und Anerkennung leider nicht erfahren haben, da sie eben besonders leicht zu traumatisieren sind.

Ein therapeutischer Prozess beinhaltet vor allem beim Erwachsenen eigentlich immer eine erneute tiefergehende Abklärung und Anpassung an die individuelle Problematik des Patienten, was zum Beispiel das Abarbeiten von »Manualen« (das heißt standardisierten Therapieprogrammen) bei zusätzlich bestehenden Ängsten, Depressionen, Essstörungen, Borderline-Persönlichkeitsstörungen etc. (vor allem was die nachhaltige nutzbringende Wirkung betrifft) fragwürdig macht.

Ein schlichtes Organisations- und Handlungstraining mit den Vorgaben, Raum für Raum aufzuräumen, Überflüssiges wegzuwerfen, einfach Nein zu sagen und sich die Aufgaben anhand eines Tagesplans aufzuteilen, misslingt. Ebenso wenig zielführend ist ein »Coping-Training« zur Kompensation der Problematik des Erwachsenen, der sich selbst akzeptieren, seine Denkweise verändern, zu sich ehrlich sein soll und seine Schwächen und Stärken erkennen und Prioritäten setzen soll – wenn das doch so einfach ginge!

Beispielsweise kann es nötig sein, die soziale Kompetenz effektiv zu verbessern (besserer Umgang mit Ärger und Frustration – das ganz große Problem des Jugendlichen; Akzeptanz einer Autorität oder deren Anweisung; lernen, verletzende Interaktionsmuster zu ignorieren). Dabei geht es darum, an ganz konkreten und sehr aktuellen Situationen zu analysieren, was genau schwierig war. Mit Störungsbildwissen unterlegt kann dann nach plausibel begründeten alternativen Möglichkeiten gesucht werden, ohne jedoch vor allem dem Jugendlichen/jungen Erwachsenen vorzugeben, dass er das nun auszuprobieren hat. Er kann etwas ausprobieren, wenn er will, selbstbestimmt ...

Bestehen vor allen Dingen Lernprobleme, müssen die bisher eingesetzten Strategien überprüft, Wissenslücken aufgespürt, alternative Lerntechniken erklärt und geübt werden. Lernstoff nur zu lesen, bringt leider nichts. Viele profitieren davon, sich Notizen zu machen, sich vor allem das zu Lernende laut zu erzählen, später anderen zu erklären. Allerdings ist das ebenso wie der Einsatz von Lernkarteien sehr mühsam und kostet enorme Überwindung, gelingt nur, wenn klar ist, für welches Ziel gelernt wird.

Hilfreich zur Einhaltung von Abläufen sind individuelle Check- und To Do-Listen, auf denen auch kleine Verrichtungen aufgeführt sind und auf denen man jedesmal kennzeichnet, was erledigt wurde. Jedes Ausstreichen gibt eine kleinen »Kick«.

Bei Wahrnehmungs-, Lern- und Selbstorganisationsschwierigkeiten verändert sich nichts, wenn versucht wird, primär erst »irgendwie« die Befindlichkeit zu verbessern (z. B. durch therapeutisches Reiten). Die Befindlichkeit verbessert sich primär dadurch, dass seitens des Umfelds verstanden und akzeptiert wird, dass ein Betroffener leidet und dadurch, dass verbesserte Fertigkeiten zu besseren Fähigkeiten und Erfolgen führen.

Haben vor allem Kinder dazu hintergründig Wahrnehmungsdifferenzierungs- und Verarbeitungsschwierigkeiten, müssen zunächst diese geübt werden. Dazu muss aber durch genaue Diagnostik klar sein, was nicht klappt. Ist die Hörverarbeitung trotz guten Hörvermögens eingeschränkt, irgendwie langsamer? Dann ist gezieltes »Lauschen üben« notwendig, sicher nicht eine Übungsbehandlung mit vorwiegend viel Bewegung. Ein Lernstrategietraining kann sonst gar nicht greifen.

Gerade bei ADHS gilt: Weniger ist mehr! Das bezieht sich vor allem auf Anschauungsmaterialien, die möglichst schlicht, beständig und ausreichend lange zur Verfügung stehen sollten. Und auch hier gilt: Man liest, schreibt und rechnet als reizoffenes Kind am besten in Ruhe am Tisch im Beisein eines geduldigen und freundlich-ermutigenden Menschen.

Üben entlastet von der Notwendigkeit, ständig neu lernen zu müssen. Verautomatisierte Basiskenntnisse machen dann auch Mut, an Schwierigeres heranzugehen und öffnen den Weg zur Erfassung von übergeordneten Zusammenhängen.

Dies gilt auch für spezielle Trainings zur Vorbeugung/Behandlung der Lese-/ Rechtschreibschwäche oder Rechenschwäche.

Wirklich effektiv ist, Vorschulkinder zu ermuntern und dazu anzuhalten, ihre Graphomotorik zu üben, indem man mit ihnen zusammen malt und zeichnet. Wenn Abwehr kommt oder sofort »Das kann ich nicht«, hilft es, mit einer eher tiefen Stimmlage nur kurz zu sagen: »Wir probieren es einfach!«. Sobald das Kind einen ersten positiven Anlauf nimmt, ist es wichtig, sofort kurz, aber freundlich aufmunternd »Gut!« zu sagen und so allmählich immer ein bisschen mehr einzufordern, als das Kind freiwillig leistet, mit viel Verstärkung seiner Anstrengungsbereitschaft. Dieses Prinzip greift in allen tatsächlich wirksamen und nutzbringenden Behandlungen, zum Beispiel auch in der Lerntherapie oder in der spezifischen Ergotherapie.

Schaukeln mit ADHS-Kindern im Rahmen der sensorischen Integrationsbehandlung mag kurz zum Beziehungsaufbau bzw. zur Aktivierung sinnvoll sein. Graphomotorik verbessert sich aber nicht durch Förderung der grobmotorischen Koordination oder der Feinmotorik beim Werken und Basteln von allein, ebensowenig die Handlungsplanung für schulische Belange in einer angenommenen 1:1-Situation.

Literaturempfehlung:
- Empfehlenswert für das Lernen mit Kindern und Jugendlichen mit ADHS ist das bewährte Werk von Born, A. & Oehler, C.: Lernen mit ADS-Kindern, Kohlhammer, 5. Auflage, 2006.
- In einem hervorragenden Artikel in der Zeitschrift »Kindheit und Entwicklung«, Hogrefe, 2006, Heft 4, S. 239–254, legt Matthias Grünke »eine Synopse vorliegender Metaanalysen zur Effektivität von Fördermethoden bei Kindern und Jugendlichen mit Lernstörungen« vor. Ergebnis aus 26 identifizierten Metaanalysen ist, dass direkte Instruktion, Strategieinstruktion, Selbstinstruktionstraining, tutorielles Lernen und auch computergestützte Förderung sich als effektivste Methoden bei Lernstörungen erweisen. Das bedeutet, dass ein eher lehrkraftgesteuertes und gut geplantes Vorgehen angebracht ist, übend und schrittweise vorgehend.

»Ein freies, entdeckendes, kindzentriertes, konstruktivistisches Herangehen oder gar ein indirekter Ansatz über die Psychomotorik oder die Wahrnehmung oder über eine Erhöhung des Wohlbefindens durch Musik bewirken im günstigsten Fall relativ geringe Verbesserungen, im ungünstigsten schaden sie«, heißt es wörtlich.

Und das, so wird konstatiert, trifft vor allem auf Kinder und Jugendliche zu, wenn sie höhere mentale Fähigkeiten erwerben sollen und
- »noch nicht über eine ausreichende metakognitive Handlungsorganisation und -steuerung verfügen,
- die Anwendung der notwendigen Lern- und Gedächtnisstrategien nicht hinlänglich beherrschen,
- nicht genügend konzentriert und motiviert sind oder nur auf mangelndes bereichsspezifisches Wissen zurückgreifen können.«

Das sind eben Kinder und Jugendliche mit ADHS an erster Stelle – was so nicht ausgedrückt wird vom Autor, der aber fordert, dass die eindeutigen Erkenntnisse über die beschriebene Schülergruppe nicht mehr in dem Maß wie bisher ignoriert werden sollten.

Für die Schule gilt: Wenn nicht besonders gravierende Schwierigkeiten zusätzlich bestehen, gehören Kinder und Jugendliche mit ADHS je nach Begabung in das Regelschulsystem.

Voraussetzungen für einen erfolgreichen Unterricht mit Kindern und Jugendlichen mit ADHS sind:

- ausreichende Information des Lehrers über den Störungskomplex
- Akzeptanz des Syndroms
- Herstellung von Umgebungsvariablen, die das Kind mit ADHS braucht
- Struktur und systematisches Vorgehen in der Methodik und Didaktik, mit ausreichender Anleitung und Kontrolle

Die Eltern bekommen jedoch oft zu hören, dass man nicht so viel Aufwand in einer Klasse für einen einzelnen Schüler leisten könne.

Ein Schulleiter aus einer englischen Schule mit vielen Problemkindern formulierte: »Chancengleichheit in der Klasse bedeutet nicht, dass jedes Kind dieselbe Zuwendung, dasselbe Material etc. bekommt – sondern dass jedes Kind das bekommt, was es braucht«.

Ein richtiges Lernumfeld bedeutet:
- in der Nähe des Lehrers sitzen
- vorne in der Klasse, zum Lehrer ausgerichtet
- neben jemand Ruhigem
- neben einem positiven Modell
- ggf. auch als Hilfe allein bei Umsetzungsverrichtungen (Schreiben)
- nicht direkt neben dem Fenster
- ohne ständigen Sitzplatzwechsel während des gesamten Schuljahres
- mit ggf. Etablierung einer »Lernecke« im hinteren Bereich des Klassenraums
- mit nur für das Arbeiten Wesentlichem auf dem Tisch
- Stillarbeitszeiten (evtl. mit Kurzzeitwecker, Eieruhr)
- Routinen, institutionalisierte Regeln (d.h. alle halten sich daran!)

Auch Schülern mit anderen Schwierigkeiten und Besonderheiten hilft, was unauffälligen Schülern nicht schadet und für Betroffene mit ADHS dringlich nötig ist:

- Festsetzen der Lernerwartung in einer Stunde
- Festsetzen der Verhaltenserwartung (Hand heben usw.)
- Festsetzen der benötigten Materialien
- Erläuterung der ggf. vorhandenen Hilfen
- kurze Rückschau vor dem eigentlichen Unterricht auf vorher gelernte, relevante Dinge
- audiovisuelle Demonstration

Prinzipien für den erfolgreichen Unterricht:
- Vor dem Unterricht ist der Tisch frei!
- Nur einer redet!
- Schweigen soll als sportliche Leistung geübt werden.
- Motto: Man kann nicht gleich alles können – aber alles üben.
- STOPP dem Antwortklau!
- Kontroverses wird sofort gestoppt, wenn unbedingt nötig nach der Stunde besprochen!
- Wer ein richtiges Ergebnis hat, darf sich einen Punkt geben.
- Wer sich gestört fühlt, darf sagen, wie er es sich anders wünscht (in einer Extra-Zeit).

Möglichkeiten der Behandlung

Ein guter Lehrer
- hat ein bisschen Humor.
- ist gerecht und stellt niemanden bloß.
- kann sich durchsetzen und sorgt für Ruhe.
- gliedert Stoff klar und logisch aufeinander aufbauend.
- kommt auf den Punkt.
- ist motiviert und motivierend.

(definiert von Kindern und Jugendlichen mit ADHS).

Ein sehr erfahrener Lehrer
- hat eine positive Sicht des Schülers.
- hat Humor und Verständnis.
- redet jedes Kind mit seinem Vornamen an.
- kann eigene Fehler eingestehen und um Verzeihung bitten.
- kann äußern, wovor er Angst hat.
- gibt dem Kind Gelegenheiten für Erfolgserlebnisse (»Kannst Du bis morgen Dein Lieblingstier beschreiben?«).
- sorgt für Ruhe.
- kann nonverbal unterrichten.
- behandelt andere, wie er selbst behandelt werden möchte.
- geht nie davon aus, dass ein Kind absichtlich bösartig reizen will.

Literaturempfehlung:
- Nach wie vor vermittelt der Video-Film von Berger, A., Hillitzer, W. & Skrodski, K.: Aufmerksamkeitsgestörte, hyperaktive Kinder im Unterricht, ISB, Stadtbildstelle Nürnberg, 1997, einen sehr guten Einblick in die Bedürfnisse der Kinder. Er kann über Stadt-/Kreisbildstellen ausgeliehen werden.
- Die CD-Rom von Altherr, P., Everling, S., Schröder, A. & Tittmann, E.: ADS in der Schule (Info unter www.ads-schule.de) beinhaltet eine Fülle an Hilfen und Materialien.

Was hilft nicht und was hilft tatsächlich?

Wie bereits ausgeführt zeigt es sich immer mehr, dass die primäre Behandlung eines ADHS-Kindes mit einer analytischen Spieltherapie nicht nur ineffektiv, sondern zum Teil auch sogar kontraproduktiv ist.

Das Kind, in der therapeutischen Beziehung gehalten, agiert, spielt im Hier und Jetzt, lebt aber nicht seine vermuteten innerpsychischen Konflikte aus, die bei dieser Therapieform als verursachend angesehen werden. Abgesehen davon, dass die überwiegende Zahl dieser Therapeuten ADHS bis heute nicht eigentlich akzeptiert hat, kann die Spieltherapie leider erfahrungsgemäß vor allem bei einem oppositionellen oder aggressiv reagierenden Kind das schwierige Verhalten fördern. Das jüngere Kind darf hier weitgehend seine Affekte im Spiel »ausreagieren« und geht dann natürlich davon aus, dass das sonstige Umfeld dies auch gestattet.

In einer Berichterstattung heißt es dann zum Beispiel: »Der elfjährige Junge hat ein massives Selbstwertproblem. Er konnte seine aggressiven Anteile nicht integrieren und hat noch nicht genügend Ich-Struktur aufgebaut. Er kann inzwischen mehr regressive Anteile zulassen und seinen kindlichen Seiten mehr Raum geben. In Folge baut er mehr Selbstwertgefühl und emotionale Sicherheit auf. Seine Konfliktfähigkeit ist allerdings weiter sehr begrenzt.«

Das bleibt jedoch Hypothese und Wunsch – verändert hat sich in zwei Jahren Behandlung am Verhalten nichts. Der 12-jährige Junge ist nach wie vor schwierig, wurde sogar immer trauriger.

Bei diesem Verfahren wird den Eltern in keiner Form transparent gemacht, was genau im therapeutischen Prozess passiert. Eltern werden zwar allgemein schon beraten, jedoch nicht die Schule. Einige Anbieter dieser Therapieform bemerken inzwischen selbstkritisch, dass bei ADHS wohl etwas anders vorgegangen werden muss.

Extrem wenig hilfreich sind beratende Ansätze, die vorwiegend der elterlichen Erziehung oder den innerpsychischen Störungen eines Elternteils anlasten, verantwortlich für die Problematik zu sein. In der weit verbreiteten systemischen Familientherapie wird ADHS als ein »in Wirklichkeit nichts erklärendes Erklärungsprinzip« gesehen und postuliert, dass man oft bei Konflikten »unentdeckte Lösungsräume und unerwartete Fähigkeiten« in Familien wecken könne, wenn man die Problematik einfach aus der Sicht von jedem Einzelnen anschaue bzw. mit einem »Genogramm«, einer Biographiearbeit oder einer Familienaufstellung arbeite. Die Kernsymptomatik bei ADHS an sich ist mit keiner Psychotherapieform behandelbar, auch nicht mit Verhaltenstherapie.

Dies gilt auch für die Ergotherapie. Spezielle und spezifische ergotherapeutische Behandlung durch Therapeuten, die sich intensiv mit ADHS

beschäftigt haben, kann allerdings vor allem bei zusätzlichen Problemen in der Wahrnehmungsverarbeitung, Koordination, Selbstorganisation sogar oft noch Erwachsenen ausgesprochen effektiv helfen.
Die häufig vor allem bei jüngeren Kindern mit ADHS zunächst als erstes verordnete Ergotherapie muss zum Teil sehr kritisch gesehen werden, da unspezifische ergotherapeutische Behandlung bei ADHS schlicht unwirksam ist, wenn ADHS noch als »sensorische Integrationsstörung« verstanden wird. Es wird davon ausgegangen, dass das Kind aus den angebotenen speziellen Bewegungsangeboten zur Verbesserung seiner Sinneswahrnehmung und deren Integration eben einfach das herausnimmt, was es braucht. Und das ist ein Trugschluss.
Spieltherapie, Ergotherapie, Lerntherapien und auch Sprachbehandlungen finden meist als einzeltherapeutische Behandlung statt. Wenn ein Kind oder Jugendlicher mit ADHS den Therapeuten mag, kann es dort rasch völlig unauffällig sein, sogar bald gute Leistungen erbringen. Dies darf dann aber nicht zur Feststellung führen, dass ja »alles klappt«. Relevant ist, wie das Kind sich im Umfeld anpassen und umsetzen kann.
Psychomotorik als alleinige Behandlungsmaßnahme ist ebenso ineffektiv, kann aber in der Gruppe angeboten werden, ergänzend z. B. zu guter Eltern- und Schulberatung, u. U. Medikation und gezielten ergänzenden Hilfen, und damit auch das soziale Miteinander sehr positiv beeinflussen. Gruppentherapien, vor allem unter verhaltenstherapeutischen Prämissen, sind wesentlich sinnvoller, werden aber noch zu wenig angeboten. Kommen noch z. B. Lernstörungen dazu, erweist sich ein solcher Ansatz in einer kleinen Gruppe als messbar förderlich.
Im Rahmen einer ganzheitlich ansetzenden heilpädagogischen Entwicklungstherapie sollte mit verschiedenen konzentrationsfördernden Materialien zunächst an der sinnerfassenden und bedeutungsstiftenden Aufnahme von Instruktionen gearbeitet werden, an subjektiv Schwieriges oder Langweiliges herangegangen, an der Verlängerung der Daueraufmerksamkeitsspanne sowie an der Systematisierung des Wahrnehmungsstils übend gearbeitet werden. Flankierend sollte die graphomotorische Umsetzung und deren Verflüssigung trainiert werden. Beübt werden muss auch, dass die Aufgabe zuerst vollständig erfasst wiedergegeben, dann umgesetzt werden sowie zum Schluss überprüft werden muss. Dies erfolgt unter Einübung von Selbstinstruktionstechniken mit zunächst verhaltensformenden Ansätzen und kontingenten Verstärkern.

Die Materialien sind auf die Spezifität der Schwäche in der Wahrnehmungsdifferenzierung zugeschnitten (visuell oder auditiv), werden ergänzt durch Hilfestellungen und Anpassung der Umsetzung an die Möglichkeiten des Kindes (z. B. schreiben mit Druckbuchstaben, kleiner schreiben oder mit einem geeigneten Stift etc.).
Was bedeutet dies konkret?
Um die nicht vollständig ausgereiften »Executive Functions« zu unterstützen, ist es nützlich und ratsam, erstens mit Hilfe von

- To-Do-Listen in kleinsten Einheiten
- Jahresüberblicks-Terminkalendern
- Signalkarten etc.

wichtige Informationen zu externalisieren/visualisieren, vor allem an den Plätzen, an denen die »Umsetzung« erfolgt, und zweitens im Zusammenhang mit Aufgaben Zeitabschnitte sichtbar zu machen, nämlich z. B. mit Hilfe von Sanduhren, Farbuhren etc. (vor allem mit sichtbaren Uhren!).
Zu erledigende Aufgaben sollten in viele kleine Abschnitte zerlegt werden, aber mit Kontrolle und Verstärkung der einzelnen Arbeitsschritte!
Alles was Motivation fördert, ist zu externalisieren/visualisieren!

- schnelles Feedback (Daumen hoch)
- Token-/Punkte-/Murmelsysteme (sofort nach der Schulstunde Verhalten bewerten)
- Belohnung noch am selben Tag
- Belohnung muss Anreizcharakter haben

Betroffene mit ADHS benötigen viel externe Strukturierung bei zu bearbeitenden Aufgaben

- systematisch/schematisch
- kleinschrittig
- übersichtlich
- »abhakbar«
- wiederholt

Flankierend und zentral wichtig ist daneben die intensive Auseinandersetzung mit dem eigenen Wahrnehmungsstil auf der jeweiligen Entwicklungsebene des Kindes oder des Jugendlichen mit Erklärungen zum

Störungsbild, relativ »technischen« Erklärungen zum funktionellen Verständnis, Rückmeldung situationsunangepasster Selbstdarstellung, intermittierend, in kleinen Portionen, ohne jegliche Vorwurfshaltung oder Schuldzuweisung.

Erfahrungsgemäß ist die Auseinandersetzung mit dem eigenen Wahrnehmungsstil schon bei Kindern etwa ab acht Jahren der wichtigste störungsspezifische Therapiebaustein. Ausschließlich durchgeführte Konzentrations- oder Selbstinstruktionstrainings an sich als »Fertigkeitstrainings« bringen für den Alltag jedoch nichts.

In der konkreten Situation, sinnvollerweise in einer Gruppentherapie, muss daneben die Reaktionsverzögerung mit Willen und Verstand kompensierend eingeübt werden, ebenfalls unterlegt von Störungsbildteaching und Hilfestellung zur Erfassung der tatsächlichen Gefühlslage des Gegenübers, da Kinder mit ADHS viel zu schnell impulsiv erfassen und bewerten. Vertieft wird dies durch emotionsprovozierende Spiele mit Stressinduktion, aber immer an ganz konkreten, für die Kinder relevanten Situationen. Daneben müssen Strategien erarbeitet werden für den Transfer in die Alltagssituationen, z. B. zum Erledigen der Hausaufgaben, Aufräumen, dem Morgenritual, dem Vorbereiten auf Klassenarbeiten, dem sich Abfragen lassen können etc. Dies wird unterlegt mit Verhaltensplänen, die konsistent verstärkt und kontinuierlich durchgeführt werden müssen.

Den Eltern soll die Möglichkeit zur Teilnahme an einem Elterntrainingsprogramm gegeben werden, zugeschnitten auf die jeweilige Altersgruppe und verbunden mit Erklärungsansätzen zum funktionellen Verstehen der Symptomatik, Einstellungshilfen mit dem Verhaltensmanagement, Hilfen zur Strukturierung unter spezieller Berücksichtigung auch konkreter Hilfen für den selbst betroffenen Elternteil. Unter lernpsychologischen Aspekten werden konkrete Einzelsituationen mit den entsprechenden Konsequenzen und der sich entwickelnden Antwortspirale analysiert (auch im Rollenspiel mit Stressinduktion, Stressanalyse und Stresstransfer).

Es gilt dabei, nicht nur die Defekte und Schwierigkeiten zu sehen, sondern auch die syndromtypischen Ressourcen und die individuellen Leistungsinseln der Kompetenz, die auch gezielt eingesetzt werden müssen.

Ziel des Elterntrainings als Basisschulung ist ein Kompetenzerwerb im Umgang mit der Symptomatik, die in dem Sinn nicht zu »heilen«

ist. Das Thema der Medikation wird daneben ausführlich behandelt.[1]
Individuelle Schulberatung/-information gehört zwingend mit zur therapeutischen Intervention, nicht zuletzt da die derzeitigen methodischen und didaktischen Vorgehensweisen in der Schule (Freiarbeit mit Wochenplan, ständiger Sitzplatzwechsel während des Schuljahres, Gruppentische etc.) für Kinder und Jugendliche mit ADHS durch ihre Art, die Welt zu sehen und auf sie zu reagieren, zu einer »Schulanpassungsbehinderung« führen und auch bei guter Begabung früher oder später Dekompensation erfolgt.
Neben einem solchen Skilltraining kann und muss oft ein Medikationsversuch mit Stimulanzientherapie erfolgen.
Vorsicht sollte geboten sein bei den unterschiedlichen Elterntrainingsangeboten auf dem Markt. Manche sind wenig bis überhaupt nicht hilfreich. Dies gilt spezifisch für den Elterntrainingsansatz »Triple-P«, einem zwar zum Teil verhaltensmodifizierenden, aber recht autoritären Programm, mit dem vor allem störendes Verhalten unterbunden werden soll.
Eine kurze »Auszeit« zur Abkühlung der zu hohen Erregung ist durchaus sinnvoll bei ADHS – aber nicht, wenn sich das Kind dabei im Raum in Gegenwart aller sonstigen Beteiligten auf einen »Auszeitstuhl« setzen muss, der damit zur »Strafbank« wird.
Dass man nicht lügen soll, wissen Kinder. Bei Verdacht nach einer solchen Erklärung, dass gelogen wurde, jedoch zu strafen, verschlimmert bei ADHS das unerwünschte Verhalten.
»Demokratisch« ausgerichtete Ansätze setzen typischerweise vor allem voraus, dass Kinder/Jugendliche »einsichtig« sind und Gelerntes entsprechend »beherzigen« können.
Autogenes Training wird häufig leider nicht nur Kindern und Jugendlichen, sondern auch Erwachsenen empfohlen und eingesetzt, u.a. um Ängsten zu begegnen. Leider erweist sich dies bei ADHS als meist absolut kontraproduktiv. Wenn jemand die Tiefenentspannung tatsächlich

---

[1] Empfohlen sei an dieser Stelle folgendes Elterntraining: Neuhaus u. a., Neuropsychotherapie der ADHS. Das Elterntraining für Kinder und Jugendliche (ETKJ ADHS) unter Berücksichtigung des selbst betroffenen Elternteils. ISBN 978-3-17-020345-7. Ab Frühjahr 2009 über den Buchhandel oder direkt dem Kohlhammer-Verlag lieferbar.

erreicht, gelingt nachfolgend die Aktivierung in der Aufmerksamkeit meistens nicht, vor allem wenn man etwas subjektiv Problematisches angehen muss. Autogenes Training kann unter Umständen jedoch beim Einschlafen helfen.

Kinesiologie oder das »Reflexkriechen« verändern an der Symptomatik von ADHS nichts.

Viel Geld wird mit Nahrungsmittelergänzungen gemacht. Bei Verdacht auf Nahrungsmittelallergien kann eine spezielle Blutuntersuchung in Speziallabors bei Erwachsenen sinnvoll sein, da es vielen Betroffenen wirklich hilft, wenn sie Unverträgliches weglassen.

Ein höchst fragwürdiges Konzept aus der »Esoterikszene« ist das »Indigokind« und die Ratschläge, wie mit diesem »neuen« Kind umzugehen ist, das man vor allem schon ganz früh alles eigenständig entscheiden lassen soll, das auch ins Internet dürfe und das später oft Unerahntes vollbringen kann (zum »Indigokind« nimmt Cordula Neuhaus im Symposiumsbericht 2002 der Elterninitiative JUVEMUS Stellung, www.juvemus.de).

Weder in der Schule noch zu Hause helfen Strafarbeiten, Einträge, Briefe über Missetaten ans Elternhaus, Schulausschlüsse oder gar Lehrerkonferenzen zusammen mit dem Schüler und seinen Eltern, vor allen Dingen, weil so nur die Defizite im Vordergrund stehen, abgewertet wird und Vorhaltungen gemacht werden.

Bei den typischen lebenstechnischen Schwierigkeiten ADHS-Betroffener jeden Alters verbietet sich der Vergleich mit der Entwicklung der »natürlichen« Anpassungsfähigkeiten Nicht-Betroffener vollständig, insbesondere dann, wenn auch noch zusätzliche Probleme und Störungen dazukommen.

Es ist wenig sinnvoll, die neurobiologischen Hintergründe zu vernachlässigen und sich auf die Umfeldfaktoren zu konzentrieren angesichts der Forschungsergebnisse der jüngsten Zeit: Bei ADHS
- zeigen sich strukturelle Unterschiede in immer mehr Hirnregionen mit z.T. erheblichen Funktionseinschränkungen bezüglich Hemmung, Finden von Fehlern.
- bestehen Aktivierungsunterschiede mit erheblichen Auswirkungen auf die Fähigkeit, z.B. mit einem Belohnungsaufschub umzugehen (gelingt einfach nicht!)
- gibt es deutliche Blutflussunterschiede in verschiedenen Arealen des Gehirns (bei Hyperaktivität z.B. im sensomotorischen Kortex wie ein

ständig hochdrehender Motor, der bei nur ganz kurzem Antippen des »emotionalen Gaspedals« überzogen »loslegt«)
- werden immer mehr konstitutionelle Korrelate in unterschiedlichen Netzwerken erkannt für Symptome, die die Basissymptomatik ergänzen, z. B. Gedächtnisdefizite, Desorganisiertheit, emotionale Labilität, Reizbarkeit, Sensationsstreben (und alles willentlich nicht steuerbar!).
- zeigen sich entwicklungspsychologisch betrachtet erhebliche Abweisungen der Selbsteinschätzung, des Selbstbewusstseins, der Selbststeuerungsfähigkeit – keinesfalls im Sinn des Wunsches, sich in den Vordergrund stellen zu wollen.
- in den unterschiedlichsten Ausprägungsgraden sind Veränderungen der Verhaltensweisen und Lernleistungen keinesfalls vor dem Hintergrund beliebiger Erklärungsmodelle und Behandlungsmethoden erzielbar.

Besprechungen über das Störverhalten an »runden Tischen«, in Helferplankonferenzen der Jugendhilfe, mit Einsatz von individuellen Familienhelfern oder Einzelfallhelfern helfen überhaupt nicht, sondern schaden sogar, wenn ADHS nicht tatsächlich akzeptiert und verstanden wird. In solchen Runden werden leider oft völlig unrealistische Ziele vereinbart, die dann natürlich nicht erreicht werden können.
Stutzig macht, wenn eine Einrichtung mit »zeitnaher Implementierung« das ganze Spektrum der Hilfen zur Erziehung anbietet und behauptet wird, dass bei Auswahl, Art und Umfang der flexiblen Hilfen, die für Familien in belasteten Lebenssituationen geeignet seien, das Kindeswohl im Vordergrund stehe. Weitere Zweifel sind angebracht, wenn betont wird, dass alle eingesetzten Mitarbeiter hoch kompetent und sehr erfahren sind, gern auch aufsuchend und bedarfsgerecht passgenaue Hilfen aus einer Hand anbieten, mit den Kindern reden, Vertrauen aufbauen, Zuversicht und Optimismus vermitteln, tragfähige Ergänzungen im Beziehungsangebot in einem behutsamen Prozess entwickeln, dafür aber umso nachhaltiger und wirksamer. Noch verwunderlicher ist die Aussage, dass in der Elternarbeit Kinder vermutlich neue Helfer akzeptieren werden, wenn sie die Akzeptanz der Eltern für ein Helfersystem spüren; vor allem, wenn es dann heißt, dass man mit diesen Hilfen das Ziel anstrebt, dass sich durch gestärkte Eltern die Symptomatik verringert.
In einer Berichterstattung über eine 17-jährige Jugendliche (mit diagnostiziertem ADHS, guten Begabungsressourcen) mit Abstieg von der Real-

schule auf die Hauptschule bis zur völligen Ausgrenzung während eines Aufenthalts in einer Jugendhilfeeinrichtung heißt es dann später:
»Die Jugendliche wird den Schulabschluss (jetzt in der Sonderschule für Erziehungshilfe!) gut bewältigen können. Sie besucht regelmäßig die Schule, hat jedoch Fehlzeiten, hält sich nicht an Ausgehzeiten, kommt zu spät in die Gruppe.
Sie ist zuverlässig in der Schule, verantwortungsbewusst und selbstständig, kifft und raucht allerdings. Sie hat regelmäßig Kontakt zur Drogenberatung, ist jetzt polizeilich aufgefallen und muss für drei Wochen in den Jugendarrest. Ihre Entwicklung ist positiv. Für delinquentes Verhalten ist der Jugendarrest hoffentlich abschreckendes Beispiel. Es finden weitere Hilfeplangespräche statt, um die Entwicklung positiv zu beeinflussen. Da sie sich nicht an Absprachen hält, ist die stationäre Unterbringung nicht mehr geeignet, weshalb sie ins betreute Wohnen wechseln wird.«
Sich genau erkennend wollte die Jugendliche nach der Diagnostik ein Jahr zuvor von sich aus »richtige Hilfe« und zurück auf die Regelschule. Wenn dem nicht entsprochen wird, besteht schnell die Gefahr, dass ein Kind oder Jugendlicher als schul- oder jugendhilfeunfähig eingestuft wird, was einer Ausgrenzung vor allem auch von finanzieller Unterstützung gleichkommt.

15 Die medikamentöse Therapie

Nach wie vor ist leider das Thema Medikation in der Behandlung des ADHS trotz seriöser Aufklärungsarbeit mit sehr vielen Vorurteilen und Ängsten besetzt. Dies scheint nicht zuletzt damit zusammenzuhängen, dass die Medikamente der ersten Wahl mit dem Wirkstoff Methylphenidat (Präparate mit dem Namen Ritalin® Medikinet® Equasym® Concerta® Methylphenidat Hexal® und als weitere Generika inzwischen erhältlich) auf sogenannten Betäubungsmittelrezepten verschrieben werden müssen. Dabei handelt es sich bei Methylphenidat um ein Psychostimulanz, das erstmals 1954 in der Schweiz und in Deutschland auf den Markt kam als Medikament, das »ermuntert und belebt – mit Maß und Ziel« (so damals von der Firma CIBA beworben).
Ein selektiver Noradrenalin-Wiederaufnahmehemmer mit dem Wirkstoff Atomoxtin (Strattera,) ergänzt inzwischen die Medikationspalette.

Wann wird die Medikation eingesetzt?

Die Indikation ergibt sich aus der Diagnose, der Ausprägung der Symptomatik, dem Leidensdruck und den spezifischen Situationen, die einfach »so« nicht mehr zu meistern sind. Das kann plötzlich auftreten, z. B. ab einer bestimmten Stoffmenge, die in der Schule in immer schnellerer Zeit und unter zunehmend ungünstigen Bedingungen aufgenommen werden soll; weil alles so eskaliert ist im Kindes- und Jugendalter, dass schlicht Schulausschluss droht oder weil die Arbeitsplatzbedingungen so sind, dass es ohne Medikation nicht (mehr) geht. Oft helfen aber auch therapeutische Maßnahmen deshalb nicht, weil sie nicht aufgenommen werden können, wenn alles trotz Geduld und Zuwendung so schwierig erscheint, dass »das Gehirn einfach abschaltet«.

> Ein Altenpfleger kommt gut mit seinem ADHS im Nachtdienst zurecht. Er ist allein, mag seine alten Patienten, kein Telefon klingelt. Als Krankheitsvertretung muss er in die Hektik der Tagesschicht wechseln – er vergisst viel, kommt durch Mahnungen unter extremen Druck und macht einen gravierenden Dosierungsfehler, der ihn fast den Arbeitsplatz kostet.

Viele brauchen die Medikation über eine geraume Zeit und profitieren nur von ganz gleichmäßiger Einnahme. Ab einem bestimmten Zeitpunkt (individuell ganz verschieden) können sie in ihrer »Nische« oder dem für sie positiven Kontext aufhören. Sie brauchen aber vielleicht später unter spezifischen Bedingungen die Medikation erneut (z. B. bei deutlicher Überlastung beim Lernen, bei Prüfungen oder auch vielen Endlos-Besprechungen) oder auch gelegentlich, vor allem im Erwachsenenalter.

> Die 64-Jährige ist glücklich. Sie hat keine Alzheimer-Erkrankung! Sie kann sich jetzt unter sehr geringer Dosierung einfach alles besser merken, ist orientierter, mutiger und belegt jetzt Volkshochschulkurse, lernt neue Leute kennen, macht Sport. Sie ist kaum noch depressiv, ist wieder »voll im Leben«, was ihrer Gesundheit sehr gut tut – und ihrem Umfeld, das nicht mehr wusste, wie es mit ihrer Jammerei umgehen sollte.

Wie wirkt Methylphenidat?

Es wirkt regulierend auf die Botenstoffe Dopamin und Noradrenalin und führt bei der individuell richtigen Dosierung dazu, dass bei den sicher diagnostizierten Betroffenen mit ADHS in aller Regel

- das Abdriften, das Wegträumen abnimmt
- die Stimmung stabilisierter erscheint
- die Frustrationstoleranz größer wird
- das Kind/der Jugendliche/der Erwachsene somit »erreichbarer« erscheint

- die Beobachtungs- und Umsetzungsgenauigkeit zunimmt
- das Herangehen an subjektiv schwierige oder langweilige Aufgaben besser gelingt
- dabei nicht sofort auf Ablenkreize reagiert werden muss
- das Befolgen von Regeln leichter gelingt
- sekundär die Unruhe abnimmt, so sie vorhanden ist
- sich die Leistung zum Teil auffallend verbessert.

Entscheidend ist aber, dass sich ab Behandlungsbeginn und nach umfassender Aufklärung und Erklärung auch in der Kommunikation mit dem Betroffenen etwas verändert. Durch die »chemische Brille« im Gehirn wird (ab Erreichen der individuell richtigen Dosis pro Gabe) alles etwas klarer, »bewusster« aufgenommen, zum Beispiel eben auch die Tatsache, dass man Fehler macht, und auch, dass mit einem besonders viel geschimpft wird. Leider wird auch »deutlicher« (vor allem über die Zeit hinaus), wo eigene Defizite sind. Bei Jugendlichen und Erwachsenen macht das manchmal erst recht verzweifelt, wenn erkannt wird, in welche Misere man sich in der Schule, der Arbeitswelt, im Bekanntenkreis, in der Familie, finanziell oder auch rechtlich hineinmanövriert hatte.

Die Medikation ersetzt nicht die intensive Auseinandersetzung mit ADHS, die Anleitung zum systematischen Vorgehen, klare Regeln und Strukturen, das Einüben von Routinen, einen freundlich gelassenen, direktiven Umgang mit Betroffenen und die Akzeptanz, dass die Hypersensibilität dennoch bleibt, rasche Übergänge schwierig sind und alle nötigen Routinen sowie schwierige Lerninhalte ausreichend lang eingeübt werden müssen.

Methylphenidat als bewährtes Medikament der ersten Wahl (nach wie vor, mit sehr guter wissenschaftlicher Dokumentationslage) und in den unterschiedlichen Produktformen gilt als nebenwirkungsarmes, zuverlässiges und sicheres Medikament. Es ist in der Kinder- und Jugendpsychiatrie am besten und über 40 Jahre klinisch untersucht.

Dennoch wird über diese Medikamente immer wieder zum Teil heftig kontrovers diskutiert. Dies erfolgt zum Teil durch Personen, die weder richtig Kenntnis vom Störungsbild noch von der tatsächlichen Wirkung des Medikaments haben.

Dabei geht es nun nicht mehr nur um Befürchtungen noch unbekannter, sehr langfristiger unerwünschter Nebenwirkungen (Suchtrisiko) oder um die Tatsache, schon Kinder mit Psychopharmaka behandeln zu müssen. Erst recht verwunderlich ist die jüngste Diskussion darüber, ob es angehen könne, Menschen Medikation zu verabreichen, mit deren Hilfe sie über ihre »natürlichen Grenzen hinaus« leisten können, vor allem angesichts der z. B. enormen Unfallgefährdung, der Ausgrenzung als Hochrisiko aus Versicherungen, der immer größeren Zahl von Betroffenen, die im heutigen Schulumfeld oder in der Arbeitswelt scheitern sowie der Gefahr, in die Delinquenz oder auch in die soziale Isolation zu rutschen.

Nebenwirkungen von Methylphenidat

Zwar ist der Beipackzettel der Methylphenidatpräparate lang, die tatsächlich auftretenden Nebenwirkungen aber gering. Ursprünglich wurde Methylphenidat als ein anregendes Medikament entwickelt, das länger wirkt als Koffein und nicht die Nebenwirkungen von reinem Amphetamin hat. Als häufigste Nebenwirkung bei Kindern kommt es zu einer Appetitminderung, die aber bei Jugendlichen und Erwachsenen immer weniger in Erscheinung tritt.
Viele Kinder mit ADHS sind aber schon vorher unregelmäßige, einseitige oder sogar richtig »schlechte Esser«. Dabei sollte geklärt werden, ob die Kinder wirklich phasenweise »fast von nichts« zu leben scheinen und doch gedeihen, oder ob das Thema Essen zu Hause schon länger ein Problem ist. Viele Kinder mit ADHS (auch Jugendliche und Erwachsene) mögen manches nicht, weil es ihnen nicht schmeckt. Dabei vertragen sie es einfach nicht! Dies wird aber oft erst im Erwachsenenalter richtig ernst genommen. Zu klären gilt auch, ob das Essen mit vielen Konflikten bei Tisch zusammenhängt.
Eine gewisse appetitreduzierende Wirkung von Methylphenidat ist jedoch belegt. Sinnvoll ist es daher, die Kinder essen zu lassen, was ihnen schmeckt, wenn die Wirkung gegen Abend abnimmt. Bei Medikationsbeginn sollte auch nicht gerade auf eine besonders gesunde Ernährung umgestellt werden.
Während der Sommercamps des Kindertherapeutischen Zentrums Esslingen GmbH in den Jahren 2005 und 2006 mit gelenkter Beschäftigung rund um die Uhr überraschte der gewaltige Appetit der 6–16-jährigen Kinder und Jugendlichen mit ADHS und Komorbiditäten unter Medikation zu jeder Mahlzeit – selbst, als es die ganze Zeit regnete. Die-

selbe Erfahrung machte eine Schweizer Sommercampgruppe 2006 und viele Mitarbeiter von üblichen Stadtranderholungen oder Sommerlagern. Ob der Appetit einfach doch da ist, wenn die Kinder in der Gemeinschaft essen, sich selbst nehmen dürfen und niemand ständig darauf schaut, ob, wie, was sie essen?

Zu Beginn der Medikation, ganz speziell bei unregelmäßiger Einnahme, können Schlafstörungen auftreten. Bei empfindlichen Patienten kann es in den ersten zehn Tagen zu Kopfschmerz in Sinn von Kopfdruck kommen. Bei zu hohen Dosierungen, vor allen Dingen bei Erwachsenen, kann es zu dem Gefühl kommen, dass das Herz rast.

Beipackzettel dienen der Herstellersicherheit, und sie enthalten viele Informationen, die anekdotisch berichtet oder befürchtet wurden.

Wenn jemand mit ADHS von der Medikation profitiert, ist er »eingeschalteter, präsenter« und kann dann natürlich auch besser Maschinen bedienen, unter anderem auch Autofahren. Dafür gibt es inzwischen Belege. Schwierig werden kann es eher, wenn die Wirkung dann wieder nachlässt (bei schnell wirksamen Präparaten etwa nach 3, 4–5 Stunden), was in der Schule bisweilen zur Fehleinschätzung führt, das Medikament mache müde, gar apathisch. Wenn nicht rasch genug die Anschlussdosis gegeben wird, mag es so aussehen; aber nicht bedingt durch die Medikation, sondern im Zustand ohne ausreichende Medikation.

Wenn bei ängstlichen Patienten mit intensiver Aufklärung über die Störung und genauer Analyse der Angstauslöser das Medikament zusätzlich eingesetzt wird, verschwinden oft die Ängste schneller.

Auch bei den meisten Formen von Epilepsie gibt es in der klinischen Erfahrung keine Hinweise mehr, dass Methylphenidat die Krampfbereitschaft erhöht. Hier muss u. U. individuell überprüft und abgewogen werden.

Sehr selten tritt Hautausschlag oder gelegentlich Haarausfall auf.

Gravierende Nebenwirkungen, wie Morbus Parkinson, Morbus Alzheimer, das Entstehen von Psychosen oder schwerwiegenden unbekannten Langzeitschäden sind in keiner Form belegt.

Methylphenidat in den unterschiedlichen Präparaten führt nicht früher oder später zu Sucht, psychischer oder physischer Abhängigkeit. Es scheint das Suchtrisiko sogar auf das Maß der allgemeinen Gefährdung in der Bevölkerung zu reduzieren. Auch die Befürchtungen von Wachstumsverzögerungen oder -minderungen werden von Langzeitbeobachtungen widerlegt.

Dosierungen von Methylphenidat

Es ist wesentlich, dass vorsichtig einschleichend von einem erfahrenen Behandler dosiert wird. Die Wirkung von Methylphenidat setzt in aller Regel schnell ein, etwa nach 30 Minuten. Es sollte nach der ersten Einschleichphase in regelmäßigen Abständen genommen werden (etwa alle dreieinhalb bis vier Stunden), etwa drei- bis viermal am Tag. Zur Erzielung einer guten und gleichmäßigen Wirkung sollte am Nachmittag, an den Wochenenden oder in kurzen Ferien die Medikation nicht immer wieder abgesetzt werden.
Kinder brauchen erfahrungsgemäß eher etwas höhere Dosierungen als Jugendliche, bedingt durch ihren »schnelleren« Hirnstoffwechsel. Die Erwachsenen benötigen meist die geringsten Mengen (natürlich gibt es Ausnahmen).
Die Behandlung mit Methylphenidat ist in Deutschland bisher für die Altersgruppe zwischen sechs und achtzehn Jahren offiziell zugelassen. Verordnungen unter und vor allem über diese Altersgrenzen gelten als »Off-Label«, als in Deutschland zugelassenes Medikament außerhalb des zugelassenen Indikationsgebiets, d.h. für ein anderes Störungsbild oder in einer anderen Altersgruppe.
Der »Off-Label-Use« ist nicht selten und erfolgt z.B. in der Kinderheilkunde sehr häufig in der Intensivmedizin, der Neugeborenenmedizin oder bei Krebserkrankungen. Das heißt, dass die Medikation im sogenannten individuellen Heilversuch verordnet werden kann, aber nicht zwingend von den Krankenkassen bezahlt werden muss.
Die für die Zulassung notwendigen Studien für das Erwachsenenalter laufen derzeit, da es höchst problematisch ist, wenn mit dem 18. Geburtstag plötzlich alles »in Ordnung« sein soll – es definitiv aber nicht ist und viele Familien z.B. ein Langzeitpräparat, das gut wirkt, nicht privat bezahlen können.
Methylphenidat wirkt, wenn es wirkt, in jedem Lebensalter, wobei man aber bei sehr jungen Kindern äußerst zurückhaltend ist, da hier zu wenig Erfahrungen bestehen. Etwa 80% der »Träumerchen« und »Hypies« profitieren von der Medikation, wenn man wirklich geduldig nach der richtigen Dosierung sucht.
Inzwischen wurden unterschiedliche Langzeitpräparate entwickelt: solche, die mit zunächst geringer Dosis anflutend relativ gleich bleibend für etwa zwölf Stunden die Botenstoffe regulieren (z.B. Concerta®) oder

nach höher dosiertem Erstanfluten einer bestimmten Wirkstoffmenge eine zweite, etwas höhere Anflutung mittags haben (Ritalin LA®). Ferner gibt es Präparate, die nach einer ersten Anflutung nochmals dieselbe Wirkstoffmenge freisetzen (Medikinet Retard®) oder in zwei Phasen mit wieder etwas anderer Verteilung den Wirkstoff etwa acht Stunden (Equasym Retard®) abgeben. Diese Präparate wirken unterschiedlich lang, aber deutlich länger als die schnell wirksamen. Das hat den Vorteil, dass in der Schule nicht eine nächste Dosis eingenommen werden muss oder der Erwachsene zum Beispiel nicht so oft seine Dosis vergisst.

Es zeigt sich, dass trotz des gleichen Wirkstoffs Betroffene mit ADHS zum Teil sehr unterschiedlich reagieren und davon profitieren. Die Gründe dafür sind noch nicht hinreichend geklärt. Bei den schnell wirksamen Präparaten könnte dies möglicherweise mit den unterschiedlichen Bindemitteln, die in den Tabletten mit dem Wirkstoff kombiniert sind, zusammenhängen. Bei den retardierten Präparaten zeigt sich, dass von der überwiegend gleichmäßigen Versorgung mit dem Wirkstoff extrem impulsive Kinder mit ADHS öfters wenig oder sogar gar nicht profitieren, vorwiegend unaufmerksame jedoch sehr gut. Die individuelle Dosis- und Präparatefindung ist Sache des erfahrenen Arztes und gelingt am besten in wirklich guter Kooperation mit aufgeschlossenen Eltern und vor allem auch zur Mitarbeit bereiten Lehrern.

Manchmal wirkt Methylphenidat nicht. Man kann dann einen Versuch mit einem speziell vom Apotheker zubereiteten DL-Amphetaminsulfatsaft machen, der etwas länger wirkt, aber ein ähnliches Nebenwirkungsprofil hat.

Weitere Substanzen

Das Psychostimulantium Fenetyllin (Captagon®) kann als Medikation der zweiten Wahl über die internationale Apotheke aus Belgien eingeführt werden. Es war früher auch in Deutschland zugelassen. Viele Erwachsene profitierten davon.

Das Psychostimulantium Pemolin (Tradon®) muss wegen der vor einigen Jahren aufgetretenen Fällen von schweren Leberschädigungen engmaschig überwacht eingenommen werden und spielt eigentlich keine Rolle mehr.

Die medikamentöse Therapie

Eine neue Substanz, das Atomoxetin (Strattera,), wirkt vorwiegend regulierend auf den Botenstoff Noradrenalin, indirekt mit Auswirkung auch auf Dopamin im Stirnhirn. Es wirkt aber nicht im »Belohnungszentrum« des Gehirns wie Methylphenidat. Es ist daher nicht betäubungsmittelrezeptpflichtig.

Die Studienlage zur Reduktion der Symptomatik bei ADHS ist gut. Es wirkt aber nicht sofort, muss ebenfalls einschleichend dosiert werden und wird besonders anfangs von Müdigkeit und z.T. auch Übelkeit begleitet, weshalb das 24 Stunden wirkende Medikament am Anfang oft abends eingenommen wird. Nach 4–6 Wochen ist die Wirkung der besseren Aktivierung, Aufnahmefähigkeit, besserer Abrufleistung bei Patienten, die davon profitieren, zu erkennen, oft auch mit besserer Verhaltenssteuerung.

Es zeigt sich, dass eher der Jugendliche und junge Erwachsene, die vor allem mit der Aktivierung Schwierigkeiten haben und wenig unter Stimmungslabilität leiden, von diesem Medikament profitieren. Bei vielen Kindern ist die Wirksamkeit zum Teil noch etwas unklar.

Es ist es sehr positiv zu werten, dass die bereits erwähnte Stellungnahme der Bundesärztekammer zu den häufigsten Fragen von ADHS und auch deren medikamentöser Behandlung existiert.

Literaturempfehlung:
Speziell zu ADHS im Kindesalter soll auf das Buch von Huss, M.: Medikamente und ADS. Gezielt einsetzen – umfassend begleiten – planvoll absetzen, Urania-Ravensburger, 2002, hingewiesen werden.

Nochmals Hinweise zu **medizinisch-psychologischer Fachinformation im Internet:**
- http://www.adhs.ch
- http://www.ag-adhs.de
- http://www.hyperaktiv.de
- http://kinderaerzte-lippe.de/sonnnote.htm
- http://dr-oehler.de/Stimulantien-Ritalin.htm
- http://www.adhs-hilfe.de
- http://www.bkjpp.de

16 Alternative Medizin und Homöopathie

Für ein seit langem bekanntes Präparat Zappelin®, das homöopathisch die Symptome von ADHS bekämpfen soll, wurde im Herbst 2005 massiv geworben. In der klassischen Homöopathie wird jedoch nicht die Symptomatik behandelt, sondern die Konstitution. Tatsächlich deutlich betroffene Kinder und Jugendliche mit ADHS profitieren erfahrungsgemäß nicht bezüglich der Kernsymptomatik. Behandlungsversuche mit der Homöopathie wurden immer wieder gemacht, zeigten sich aber nicht ausreichend effektiv.

In der jüngsten Zeit werden immer mehr sogenannte Nahrungsmittelergänzungspräparate mit Mineralien, Vitaminen, Fischöl etc. angeboten und zum Teil heftig beworben, ohne dass bis jetzt ein tatsächlicher Wirknachweis vorliegt. Ähnliches gilt für Algenpräparate.

Viele Erwachsene haben mit anderen Methoden versucht, sich helfen zu lassen, zum Beispiel mit Akupunktur, Akupressur etc. An der tatsächlichen Symptomatik von ADHS ändert sich allerdings in aller Regel gar nichts oder nur im Bereich des sogenannten Placebo-Effekts. Sehr wohl kann eine solche Behandlung allerdings bei sekundären Verspannungskopfschmerzen helfen, bei Rückenschmerzen etc.

Die Studien zur Interaktion mehrfach ungesättigter Fettsäuren und Zink als Omega-3-Fettsäuren mit psychiatrischen Erkrankungen werden abzuwarten bleiben, wobei eine Beeinflussung von Neurotransmitter-Rezeptoren bekannt ist. Eine spezifische Wirkung bei ADHS konnte bisher nicht belegt werden.

17 Wer trägt die Kosten der Behandlung?

An sich wird bei einem kassenzugelassenen Vertragsbehandler eine medizinische und/oder psychologische Diagnostik durch die Krankenkasse übernommen. Die Nachfrage ist mancherorts aber wesentlich größer als das Angebot, weshalb bei entsprechenden Anbietern große Wartezeiten in Kauf genommen werden müssen.
Regional ist die Versorgung mit kompetenten Fachleuten sehr unterschiedlich und z.T. auch schlecht. Unter Umständen muss eine Privatliquidation erfolgen, wenn jemand zwar die Befähigung hat, aber nicht über die entsprechende Zulassung verfügt.
Dies gilt auch für die Therapie. Sofern es sich um eine medizinische, eine verhaltenstherapeutische oder zum Beispiel ergotherapeutische oder logopädische Behandlung handelt, bezahlt die Krankenkasse die Kosten im Rahmen der Vertragsbehandlung durch einen kassenanerkannten zugelassenen Therapeuten.
Durch das neue Modernisierungsgesetz der Jugendhilfe, das »Kick-Gesetz« (verabschiedet am 8.7.2005), erfolgt die Kostenübernahme bei ganzheitlichen entwicklungsrehabilitativen Ansätzen (z.B. bei Lerntherapien oder im Rahmen einer heilpädagogischen Entwicklungstherapie unter verhaltenstherapeutischen Prämissen) z.B. bei Behandlungen von zusätzlichen Teilleistungsschwächen bei ADHS und meist gravierenden Zusatzstörungen immer seltener.
Obwohl die Kosten für diese ambulanten Therapien im Vergleich zu teilstationären und vollstationären Behandlungen fast verschwindend gering sind und bei kompetenten Behandlungen sehr gute Effekte erzielt werden können, wird derzeit von der Jugendhilfe der Zugang zu solchen Maßnahmen für die Familien erschwert. So müssen immer öfter Gutachterverfahren mit klarster Zuweisung durch die Behörde durchgeführt werden unter Missachtung des freien Wahl- und Wunschrechts. Zum Teil werden dann »andere« Diagnosen gestellt oder andere spezifische Empfehlungen zur Behandlung ausgesprochen.
Erwachsene mit ADHS müssen leider in Deutschland oft noch lang

nach kompetenten Anbietern suchen. In der Erwachsenenpsychiatrie hat man jetzt aber begonnen, sich mit diesem Thema auseinander zu setzen, regional jedoch noch sehr unterschiedlich.

Angesichts der schwierigen Situation Betroffener in Zeiten leerer Kassen und berufspolitischer Grabenkämpfe bleibt zu hoffen, dass die Selbsthilfe sich erneut sehr engagiert – bei einer eher rückläufigen Entwicklung in den letzten Jahren. Gut informierte Patienten, ausgestattet mit Wissen z. B. über diese Verbände, können dann die richtigen Fragen stellen. Kinder und Jugendliche in Deutschland haben nach dem Grundgesetz das Recht auf eine begabungsgerechte Beschulung, die aber immer öfter nur über juristische Hilfe erreichbar ist, wenn z. B. eine spezialisierte Privatschule nach komplizierter Entwicklung nötig ist. Auch die Würde eines von ADHS Betroffenen ist unantastbar, das Recht auf Lebensqualität besteht für sie gleichermaßen – und viele sind oder werden eine Bereicherung für andere (in positiver Entwicklung).

18 Weiterführende Informationen

Selbsthilfegruppen

Deutschland

ADHS Deutschland i.G., Poschinger Str. 16; 12157 Berlin, Tel.: 0 30/ 85 60 59 02, Fax: 0 30/85 60 59 70, www.adhs-deutschland.de, E-Mail: info@adhs-deutschland.de

AdS e.V. Elterninitiative zur Förderung von Kindern, Jugendlichen und Erwachsenen mit Aufmerksamkeitsdefizitsyndrom mit/ohne Hyperaktivität, Postfach 1165, 73055 Ebersbach, www.ads-ev.de, E-Mail: geschaeftsstelle@ads-ev.de

Juvemus, Obergraben 25, 56567 Neuwied, Tel. 0 26 31/5 46 41, www.juvemus.de, E-Mail info@juvemus.de

Österreich

ADAPT, Püchlg. 1a–1d, 2.4.2, 1190 Wien, Tel: +43(0)6 76/5 16 56 87, www.adapt.at., E-Mail: verein-adapt@yahoo.com

Schweiz

ELPOS, Postfach 4003, 4003 Basel, www.elpos.ch, E-Mail: estoll@dplanet.ch

Ergänzende Literatur[2]

Born, A. & Oehler, C.: Lernen mit ADS-Kindern. Ein Praxishandbuch für Eltern, Lehrer und Therapeuten, Kohlhammer, Stuttgart, 5. Auflage, 2006.

Bundesärztekammer, Der Vorstand: Stellungnahme zur Aufmerksamkeitsdefizit-/Hyperaktivitätsstörung (ADHS) – Fragen – Antworten – Katalog. (siehe http://www.bundesaerztekammer.de)

Claus, D., Aust-Claus, E. & Hammer, P.: ADS. Das Erwachsenen-Buch. Neue Konzentrations- und Organisations-Hilfen für Ihr Berufs- und Privatleben, Oberstebrink, Ratingen, 2002.

Damasio, A. R.: Ich fühle, also bin ich. Die Entschlüsselung des Bewußtseins, List, München, 2002.

Damasio, A. R.: Der Spinoza-Effekt – wie Gefühle unser Leben bestimmen, List, München, 2003.

Edel, M.-A., Vollmoeller, W.: Aufmerksamkeitsdefizit-/Hyperaktivitätsstörung bei Erwachsenen. Springer, Heidelberg, 2006.

Döpfner, M., Schürmann, S. & Lehmkuhl, G.: Wackelpeter und Trotzkopf, Beltz, Weinheim, 1999.

Eichlseder, W.: Unkonzentriert, C. J. Bucher, München, 1986.

Felton, S.: Im Chaos bin ich Königin. Überlebenstraining im Alltag, Brendow, Moers, 1995.

Fitzner, Th. & Stark, W. (Hrsg.): ADS: verstehen – akzeptieren, helfen, Beltz, Weinheim, 2000.

Fitzner, Th. & Stark, W. (Hrsg.): Doch unzerstörbar ist mein Wesen ... Diagnose AD(H)S – Schicksal oder Chance? Beltz, Weinheim, 2004.

Hallowell, E. M. & Ratey, J. J.: Zwanghaft zerstreut. ADD – die Unfähigkeit, aufmerksam zu sein, Rowohlt, Reinbek, 1998.

---

[2] Die im Hauptteil des Ratgebers bereits empfohlene Literatur ist an dieser Stelle nicht doppelt aufgeführt.

Hartmann, R.: Eine andere Art, die Welt zu sehen – das Aufmerksamkeitsdefizit-Syndrom ADD, Schmidt-Römhild, Lübeck, 1993.

Huss, M.: Medikamente und ADS. Gezielt einsetzen – umfassend begleiten – planvoll absetzen, Urania, Berlin, 2002.

Jüntschke, A.: Im Chaos bin ich der King. Überlebenstraining für Messie-Männer, Brendow, Moers, 2001.

Krause, J. & Krause, K.-H.: ADHS im Erwachsenenalter. Die Aufmerksamkeitsdefizit-/Hyperaktivitätsstörung bei Erwachsenen, Schattauer, Stuttgart, 2003.

Ratey, J. J.: Das menschliche Gehirn. Eine Gebrauchsanweisung, Walter, Düsseldorf, 2001.

Reimann-Höhn, U.: ADS – So stärken Sie Ihr Kind. Was Eltern wissen müssen und wie sie helfen können, Herder, Freiburg, 2001.

Resch, F. u. a.: Entwicklungspsychopathologie des Kindes- und Jugendalters. PVU, Weinheim, 1999 (darin: Entwicklungsmodelle von Biermann 1998, Holle 1992, Cooke & Williams 1992, Piaget 1973/78).

Solden, S.: Die Chaosprinzessin, Forchheim, 1999.

Stollhoff, K. (Hrsg.): Hochrisiko ADHS. Plädoyer für eine frühe Therapie, Schmidt-Römhild, Lübeck, 2002.

Trott, G.-E.: Das hyperkinetische Syndrom und seine medikamentöse Behandlung, J. A. Barth, Leipzig, 1993.

Weiß, L.: Eins nach dem anderen. Das ADD-Praxisbuch für Erwachsene, Brendow, Moers, 2000.

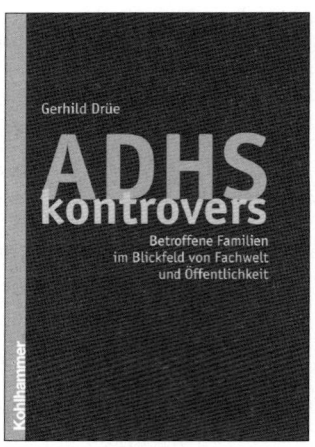

Gerhild Drüe

ADHS kontrovers
Betroffene Familien im Blickfeld von Fachwelt und Öffentlichkeit

2007. 266 Seiten. Kart.
€ 24,80
ISBN 978-3-17-019086-3

Eltern suchen oft jahrelang vergeblich Hilfe für ihr lernschwaches und verhaltensauffälliges Kind. Immer häufiger wird die Diagnose ADHS (Aufmerksamkeits-Defizit-Hyperaktivitäts-Störung) gestellt und medikamentös behandelt. Kritiker warnen vor der medikamentösen Therapie und sehen die Ursachen für ADHS vorrangig in ungünstigen Umwelteinflüssen.

Vor dem Hintergrund ihrer Erfahrungen als Pädagogin und aus der Selbsthilfearbeit geht die Autorin den Gründen für diese oft tiefenpsychologisch motivierte Kritik nach. Sie stellt die Ursachen und Folgen der ADHS in einen Zusammenhang mit der Diskussion um erzieherische, schulische und gesellschaftliche Probleme.

W. Kohlhammer GmbH · 70549 Stuttgart
Tel. 0711/7863 - 7280 · Fax 0711/7863 - 8430